漫话中医
养眼护眼

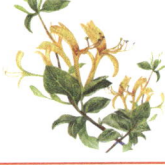

路雪婧　蹇文渊
主编

四川科学技术出版社

图书在版编目（CIP数据）

漫话中医养眼护眼 / 路雪婧, 蹇文渊主编. -- 成都：四川科学技术出版社, 2025. 5. -- ISBN 978-7-5727-1764-2

Ⅰ. R276.7-49

中国国家版本馆CIP数据核字第2025K4S421号

漫话中医养眼护眼

MANHUA ZHONGYI YANGYAN HUYAN

路雪婧　蹇文渊　主编

出 品 人	程佳月
责任编辑	吴晓琳
营销编辑	刘　成　杨亦然
版式设计	经典记忆
责任出版	四川科学技术出版社
出版发行	地址：成都市锦江区三色路238号　邮政编码：610023
	官方微博：http://weibo.com/sckjcbs
	官方微信公众号：sckjcbs
	传真：028-86361756
成品尺寸	170 mm × 240 mm
印　　张	10.5
字　　数	220千
印　　刷	雅艺云印（成都）科技有限公司
版　　次	2025年5月第1版
印　　次	2025年5月第1次印刷
定　　价	58.00元

ISBN 978-7-5727-1764-2

邮　　购：成都市锦江区三色路238号新华之星A座25层　邮政编码：610023
电　　话：028-86361758

■ 版权所有　翻印必究 ■

《漫话中医养眼护眼》
编委会

主 编
路雪婧（成都中医药大学）
蹇文渊（成都中医药大学）

副主编
李 丹（宁波市眼科医院）
李 娜（成都中医药大学）
尹 朔（成都中医大银海眼科医院）
罗 圆（成都中医药大学附属医院）

编 委
李佳玲（成都中医药大学）
宋姗姗（成都中医药大学）
冷熙瑶（成都中医药大学）
常 璐（成都中医药大学）
吴艳霞（成都中医药大学）
夏文雨（成都中医药大学）

前 言

眼睛是人体重要的感觉器官之一,其构造精妙,功能多样。它是认知世界的桥梁,人们通过它接收外界信息,了解大千世界,领略山川湖海,感知四季变换,构建起对整个世界的认知框架。它又是情感表达的窗口,心灵的信使,开心时的弯弯月牙,难过时的盈盈目泪,愤怒时的灼灼目光,无须言语,便能传达内心情感。最为突出的是,眼睛还是身体功能的晴雨表,敏锐地捕捉着身体内部的变化,直观地反映在眼部,成为医生探寻病症根源的重要线索。

中医对眼睛的认知,恰似一幅细腻的传统画卷,以整体观为轴,将眼睛与脏腑经络紧密相连。《灵枢·大惑论》有云:"五脏六腑之精气,皆上注于目而为之精。"心主血脉,为眼睛提供血液滋养,这样眼睛才能正常视物。肝开窍于目,肝脏的精气充足,眼睛就会明亮而有神采。脾主运化,通过将日常饮食转化为营养物质,为眼睛提供持续的营养支持。肺主气,气的运行推动血液在体内流动,保障眼睛得到气血的濡养。肾藏精,肾精充足能为眼睛提供根本的动力支持。脏腑的功能正常,机体则气血津液充沛,为眼清目明提供支撑。《灵枢·邪气脏腑病形》又指出:"十二经脉,三百六十五络,其血气皆上于面而走空窍,其精阳气上走于目而为精。"通过经络的贯通、传输,将营养物质输布于眼睛。因此,通过脏腑经络的紧密配合,眼睛才得以明视万物、分辨色彩。眼睛结构复杂,在藏象学说的基础上,古代医家经过多年临床探究,最终形成中医眼科理论中最有名的五轮学说。《审视瑶函》中写道:"五轮者,皆五脏之精华所发。"五轮学说基于中医对眼睛与脏腑关系的深刻认知,将眼睛巧妙地划分为五个部分，各部分与相应的脏腑紧密相连，犹如五个相互呼应的齿轮，协同运转，共同维持着眼睛的正常功能与整体健康。所谓五轮与五脏的对应关系，即眼睑属脾，故称肉轮；两眦属心，称血轮；白睛属肺，称气轮；黑睛属肝，称风轮；瞳神属肾，称水轮。

藏象学说、经络理论以及五轮学说，为中医眼科临床的诊断、治疗及预防打造了一套独特而系统的理论。通过观察眼部的形色变化，可探知脏腑功能的盛衰虚实，为临床诊断疾病和辨证论治提供重要指引。眼病的治疗也不再局限于局部，医者重在依据眼与脏腑、经络的紧密联系制订个性化诊疗方案，调理脏腑、经络功能，调动全身机能对抗眼病。《黄帝内经》有云"上工治未病"，在预防眼病上，也能从调理五脏入手，未雨绸缪，保持眼睛的健康与灵动。

中药和穴位是诊疗方案形成后付诸治病实践的两大法宝，通过外源补充和从内激发的方式调和人体阴阳、疏通经络、补益气血等增强人体正气，从而防治疾病。中药大多是自然界的产物，和人一样得天地一气而生。它们在和自然界的气候、地理环境等综合因素的适应过程中，形成了构成中药药性（性味和功能，也称偏性）的物质基础。中药治病是运用中药的偏性去纠正人体在疾病状态下阴阳的偏盛偏衰（即以偏纠偏），扶助正气，祛除病邪，恢复脏腑的功能，使机体达到阴平阳秘的动态平衡状态。穴位是经络系统中的特定点位，连接着经络和脏腑，是气血运行的关键点。通过刺激这些穴位，可以调节人体的气血流通，平衡阴阳，从而达到治疗疾病和促进健康的目的。

眼科疾病在全球范围的发病率日益升高，在中国，平均每100人里有10人正在遭受某种眼病的困扰，且多数眼病包括白内障、青光眼、视网膜疾病、屈光性眼病等危害性较大的致盲性眼病均与人口老龄化程度成正相关，根据预测，国内眼科疾病的负担将越发严重。中医药在防治干眼、糖尿病性视网膜病变、视神经病变等诸多眼病中具有显著优势，作为一种绿色疗法逐渐受到大众青睐，学会运用中医药养护眼睛是广大民众越发急迫的健康需求。基于此，我们萌生了以通俗易懂的语言向大众科普中医药防治眼病知识的想法。我们依照中医眼科的理法方药体系，结合现代医药最新研究进展，整理出最有特点且易懂的中医眼科理论，最常见的眼病及其养护技巧，最适合大众养身保健的中药及穴位，以期让读者了解中医养眼护眼知识，并从中受益。本书内容不仅适合普通读者，也可供眼科专业、中医专业人员参考，以便更好地将传统中医眼科智慧与现代医学知识相结合，为眼健康保驾护航。

本书分为四章。第一章介绍了五轮学说，眼之五轮的特点和功能，并提供了日常调护的实例。第二章为养眼中药与中成药，从本草文化、历史沿革、功效、主治病症等方面进行了阐述，结合前沿研究结果，重点介绍了这些中药在眼与全身疾病防治的现代应用及研究。此外，所列单味中药均来自药食同源目录，我们还提供了这些中药相关的药膳食疗方。第三章为养眼穴位，从定位、眼科作用、日常养生保健等方面进行了描述，我们精简了"穴位养生"步骤，使之更易操作。第四章介绍了常见的眼科疾病的临床表现及日常养护，其中，我们将中医特色内治法和外治法精炼出来，展示了针对这些常见眼病的中医药养护小妙招。相信本书的出版将有助于让读者对中医药防治眼病的方式方法有一个较全面的认识，对于提升国民眼健康素养，弘扬中医药文化具有积极意义。

由于编者经验有限，书中不足之处恐难避免，敬请广大读者批评指正，以求精进。

编者

2025年3月

目录
Contents

第一章 眼之五轮

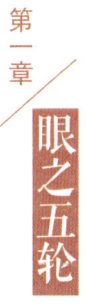

肉轮 / 004
血轮 / 006
气轮 / 009
风轮 / 013
水轮 / 017

第二章 养眼中药与中成药

第一节 清热明目药 / 025
金银花 / 025
蒲公英 / 029
鱼腥草 / 033
葛根 / 037

第二节 清肝明目药 / 041
决明子 / 041
菊花 / 045
薄荷 / 050

第三节 益气明目药 / 054
黄芪 / 054
灵芝 / 058

第四节 养阴明目药 / 063
枸杞子 / 063
桑椹 / 067
覆盆子 / 072
铁皮石斛 / 075

第五节 护眼中成药 / 080
夏桑菊颗粒 / 080
龙胆泻肝丸 / 082
杞菊地黄丸 / 085
石斛夜光丸 / 088

第三章 养眼穴位

第一节 头面部 /093
- 丝竹空 /094
- 瞳子髎 /095
- 四白 /097
- 睛明 /099
- 攒竹 /100
- 上睛明 /102
- 鱼腰 /103
- 太阳 /104
- 上明 /106
- 风池 /107
- 目窗 /109

第二节 双上肢 /110
- 少泽 /111
- 合谷 /113
- 神门 /114
- 臂臑 /116
- 列缺 /117
- 大骨空、小骨空 /118
- 内关 /120

第三节 双下肢 /121
- 足三里 /122
- 三阴交 /123
- 光明 /125
- 照海 /126
- 涌泉 /128
- 太冲 /129

第四章 常见眼病防护

- 睑腺炎 /133
- 结膜炎 /135
- 角膜炎 /137
- 干眼 /140
- 白内障 /143
- 青光眼 /145
- 糖尿病视网膜病变 /148
- 视神经萎缩 /150
- 近视 /153

主要参考文献 /157

第一章

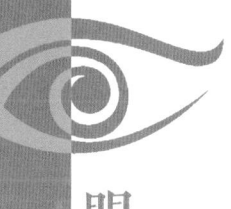

眼之五轮

眼睛作为感知外界的重要器官，被赋予了神秘的色彩，如同广阔的海洋，故而古代道家通过对人体和宇宙的哲学思考，将眼睛称之为"银海"。

《灵枢·大惑论》中有关眼与脏腑关系的论述："五脏六腑之精气，皆上注于目而为之精。精之窠为眼，骨之精为瞳子，筋之精为黑眼，血之精为络，其窠气之精为白眼，肌肉之精为约束。"大致意思是全身脏腑的精华部分都向上运行到眼睛，并且滋养了眼睛的不同部位，并详细指出了眼的各个组织与身体脏腑之间的关系。古代中医眼科医家通过直接肉眼观察，将眼部由外向内分为眼睑、两眦、白睛、黑睛、瞳神五个部分。因眼球形圆，其正常生理功能如同车轮的圆转运动一样，需要各部分的协调配合，故称之为轮，并根据各个部分与脏腑的关系分别命名为肉轮、血轮、气轮、风轮、水轮。正如《审视瑶函》所云："目有五轮，属于五脏，五轮者，皆五脏之精华所发，名之曰轮，其像如车轮圆转，运动之意也。"这便是"五轮"名称的由来。随着历代医家的不断实践与总结，逐渐将五轮与五脏、五行相配，最终形成了目前中医眼科诊治疾病所运用的"五轮学说"。

古人认为，轮属标，脏属本，意思是五轮病变是外在的，而根本原因在于内在的脏腑功能失调。运用五轮学说，通过观察各轮所表现出来的症状，去推断相应脏腑所发生的改变，通过对脏腑的调理从根本上治疗疾病。此外，中医基础理论认为，人体是一个有机的整体，一个脏腑发生病变，往往可能引起其他脏腑的改变，因此，对于未系统学习过中医理论的小伙伴们，在实际生活中可不能片面地认为眼睛某一部位出现问题是单一的脏腑出现了问题，更不可在日常保健中仅仅对某一脏腑进行调养，从而忽略了整体，造成身体其他部位的不适，应该从实际出发，全面地进行观察和分析，才能更好地让身体达到健康状态。

接下来，让我们一同去探索五轮的奥秘吧！

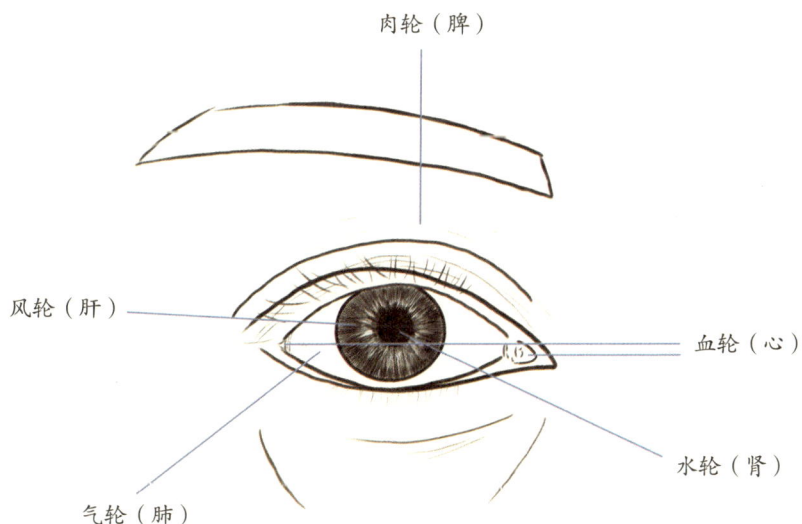

▲ 五轮示意图

肉轮

生理概说

肉轮所属部位为眼睑，其解剖结构包括眼睑皮肤组织、皮下组织、肌肉（眼轮匝肌、提上睑肌）、睑板和睑结膜。中医理论中，脾与胃作为搭档，为人体生长的后天之本，能够将食物转化为人体组织正常运转所需的精、气、血，从而濡养眼睛。同时脾胃运化的水谷精微滋养肌肉的作用更为明显，而我们眼睑部位多为肌肉组织，因此，在中医眼科中，眼睑归属于脾，称为肉轮。若眼睑出现问题，通常多从脾胃功能失调的角度考虑，但也应该考虑与脾胃相关的其他脏腑引起的眼睑病变。日常养护时注重脾胃功能的调理，能够预防或控制眼睑疾病的发生或发展。

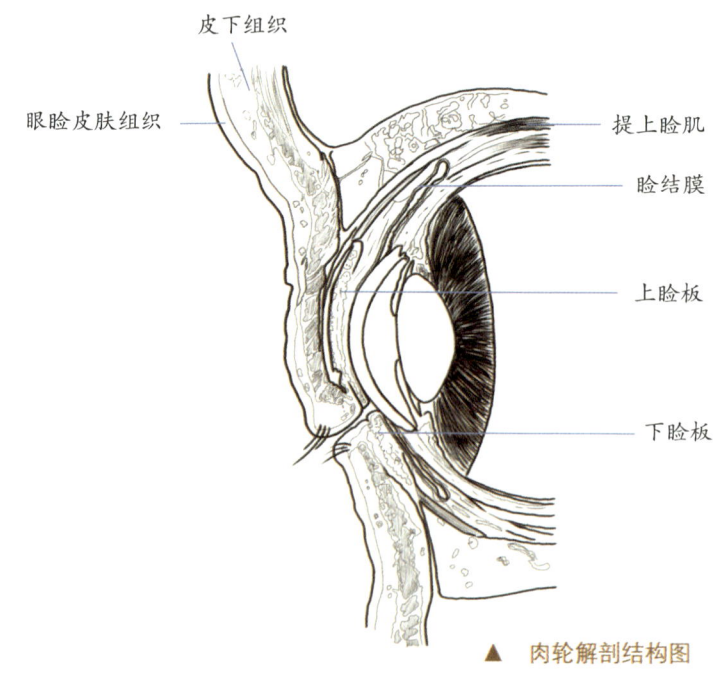

▲ 肉轮解剖结构图

主要功能

1. 保护作用

眼睑宛如忠诚的卫士,覆盖于眼球前方,时刻守护着眼球的安全。一旦遭遇风沙肆虐、灰尘弥漫等恶劣情况或外界异物企图侵袭眼球时,眼睑便会迅速且自然地闭合,将异物阻拦于外,确保眼球免受其扰,稳稳地为视觉器官构筑起第一道防线。

2. 润滑眼球

通过眼睑肌肉富有节奏地进行开合运动,完成了我们日常眨眼动作,有助于将泪液均匀地涂抹在眼球表面,使得眼球表面始终维持着润泽的理想状态,有效防止了因泪液不足而引发的眼睛干涩问题,为眼睛能够清晰视物、灵动传神提供了不可或缺的保障。

日常调护

在日常生活中,脾胃功能失调引起的眼睑疾病,一般是由于脾胃虚弱、脾胃湿热蕴结所引起,因此对于眼睑疾病,饮食上多从健脾益胃、补气养血、清热利湿的方面进行养护。

当脾胃虚弱时,运化水湿及气血的能力下降,导致眼睑部位得不到充足的滋养与固摄,故常常出现眼睑浮肿、松弛无力,导致上睑下垂、眼睑不自主地牵拽跳动等状态,眼袋也会较为明显且色泽偏淡,或兼有身体疲倦乏力、食欲减退等非眼部症状。在日常调护中,可选择温补脾胃气血类食物,如红枣、桂圆等,亦可选择药食同源的黄芪,如烹饪黄芪当归煮鸡蛋、黄芪当归炖鸡汤,或冲泡黄芪茶等进行健脾养血。

当脾胃湿热蕴结,湿热之邪上蒸于眼睑时,多表现为眼睑红、肿、热、痛,甚至容易反复出现麦粒肿或睑缘炎等,或兼有口臭、苔黄、便秘等。饮食方面,要严格控制辛辣、油腻的刺激性食物的摄入,如辣椒、油炸食物等,同时,可以适当增加一些清热利湿的食物,如绿豆、苦瓜、冬瓜等,帮助脾胃排解湿热。此外,需要特别注意眼部卫生。日常可以用温水或生理盐水清洗眼睑边缘,清除鳞屑、结痂等,防止细菌滋生。患病期间尽量避免使用眼部化妆品,若必须使用,要选择质量合格、无刺激的产品,并及时卸妆。

另外,脾胃功能本身较差的人,如平素易出现食积、腹胀、腹泻或便秘等症状,规律进食与饮食的选择尤为关键。要养成规律的进餐习惯,每天定时定量进餐,例如早餐在7—8点,午餐在12—13点,晚餐在18—19点,避免饥饱无常。应多食用清淡、温和且易消化的食物,例如小米粥、山药粥或芡实莲子羹等,这些食物营养丰富且易于脾胃消化吸收,能为脾胃功能的恢复提供一定助力;而像年糕、粽子这类黏性大、不易消化的食物则需尽量避免,它们会滞留在胃肠中,加重脾胃的运化负担。

生理概说

血轮所属部位为两眦(内眦和外眦,俗称大眼角和小眼角),其解剖结构包含内、外眦的皮肤、黏膜、血管及内眦的泪阜、半月皱襞和上下泪点、泪囊。在中医理论里,心主血脉,能推动血液在全身运行,输布于眼部各个组织中,古人通过肉眼仅能观察到眼角处的血管较为丰富,将两眦归属于心,称之为血轮。心与小肠相为表里,血轮的疾病常常考虑为心与小肠功能异常所引起。泪点、泪囊等泪液排出通道分布于血轮,负责泪液的顺畅流通,同时可濡养眼表,加之血轮自身血管的输布,两者共同维持血轮的正常功能。此外,近现代中医眼科医生利用先进的眼科仪器设备,观察到眼内的组织情况,结合临床经验进一步明确了眼内血管与心的归属关系。

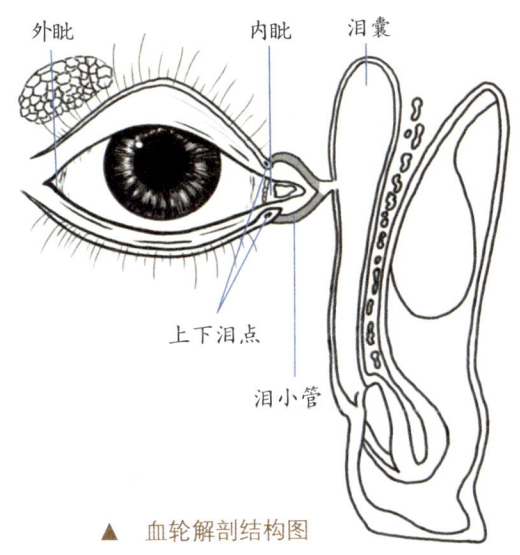
▲ 血轮解剖结构图

主要功能

血轮（两眦部位）的解剖结构主要为眦部结膜血管、泪阜、半月皱襞及上下泪点，除眦部结膜血管外均为泪液所运行的通道。血轮解剖部位与泪道关系密切，眼表主要通过泪液实现其保护作用。因此，以下主要论述泪液的功能。

1. 维护眼表健康

泪液富含多种活性物质与免疫成分，能有效抵御外界不良因素对眼表的侵袭，从而确保眼表处于健康状态。

2. 润滑眼表

当泪液均匀地分布在眼表时，会形成一层极为光滑的薄膜，这一薄膜就像是为眼球精心打造的特殊"光学镜片"，不仅极大地减少了眼球转动以及眼睑眨动过程中所产生的摩擦阻力，还为光线的精准折射与聚焦创造了光滑且稳定的光学界面，有力地保障了视觉成像的清晰与准确。

3. 湿润及保护角膜、结膜上皮

血轮对于角膜与结膜上皮有着湿润及保护的双重功效。泪液持续不断地滋润着角膜与结膜上皮细胞，防止这些娇嫩的组织因干燥而受损。与此同时，泪液中还含有诸如溶菌酶、乳铁蛋白等具有抗菌活性的物质，它们如同坚固的防线，能有效抵御各类微生物的入侵，为角膜与结膜上皮构建起安全的防护屏障。

4. 机械冲刷及抗菌

在眨眼的过程中，泪液会对眼表进行规律性的机械冲刷，如同持续的清洁水流，及时清除眼表的灰尘、异物以及各类微生物。泪液中的抗菌成分，如溶菌酶、免疫球蛋白等，则能够精准地识别并抑制细菌、病毒等微生物的生长繁殖，从源头上降低眼部感染的风险，全方位维护眼表的微生态平衡。

5. 营养角膜

泪液中含有葡萄糖、蛋白质、无机盐等多种营养物质，这些营养物质会通过扩散等方式被精准地输送至角膜细胞内，为角膜细胞的新陈代谢提供能量与物质基础，进而保障眼睛正常的屈光功能与视觉敏锐度。

日常调护

心主血脉，又主神明，目得血而能视，且内外眦属心，血轮的疾病一般是由于心血亏虚、心神过耗或心火上炎所致，多从补养心血、清心泻火的方面进行养护。

当心血不足时，导致心阴亏损，虚火上炎，可以看到两眼角淡红，血管隐现，轻微痒涩，或视力缓慢下降等，可伴有失眠、多梦、气短、精神疲劳、头晕、健忘、面色苍白、唇舌色淡等症状，此外，心血依赖脾胃对水谷精微的化生，脾胃功能出现异常时也可影响到心。因此，日常调护时可心脾气血双补，食用桂圆、红枣、猪肝、菠菜等补益气血之物。

当心火旺盛时，表现为眼角红赤、肿胀，甚至有刺痛感，眼角分泌物可能增多且质地偏黄稠，更为严重者可影响到眼底血管，血热妄行，损伤眼内血管，迫血外行，造成眼内各种出血证候。因此，若发生上述症状时，饮食上应减少食用辛辣、温燥的刺激性食物，如辣椒、花椒、羊肉等，可适当增加一些清热降火的食物，如苦瓜、绿豆等。亦可以选择清心火中药，如莲子心、金银花等药物，可以冲泡莲子心茶、金银花茶或炖煮莲子心粥、金银花粥。

中医认为，心藏神，主宰人的精神意识活动。心神的活动状态会直接影响到眼睛的功能。例如，当人处于紧张、焦虑或疲劳状态时，心神不宁，就可能导致眼睛出现疲劳、干涩、视物模糊等症状。相反，当人心情愉悦、精神放松时，心神安定，眼睛也会感到更加舒适和清晰。因此，日常工作及生活中，须保持心态平和，避免急躁、焦虑、愤怒等过激情绪。

现代研究表明，一些心血管系统疾病，如高血压、冠心病等，可能会影响眼睛的血液循环和神经功能，导致视网膜血管病变、眼中风（视网膜动脉阻塞或静脉阻塞）等眼部疾病。同时，一些眼部疾病也可能与心脏健康相关，如青光眼可能与心血管系统疾病的风险增加有关。因此，当出现眼部血管类疾病时，应警惕心血管系统是否有异常，及时地排查相关病因；同时当心血管系统出现疾病时，应在控制好基础疾病的基础上，定期进行眼底检查。此外，对于老年人，或长期高盐、高脂、高糖饮食者，或长期吸烟、饮酒者，更应定期做好眼底检查，预防眼底疾病及心血管系统疾病的发生。

气轮

生理概说

气轮所属部位为白睛，其解剖结构分为两部分，一是表面覆盖的球结膜，二是内层的巩膜组织。在中医理论中，肺主气，司呼吸，有宣发和肃降的功能，能调节全身气机，同时肺与外界相通，眼睛中白睛也是暴露在外的部分，故在中医眼科里，白睛归属于肺，称为气轮。从解剖位置上，可以看出气轮与风轮的位置紧邻，当气轮白睛问题不能得到及时有效的治疗时，病情日久可侵犯到风轮，使眼病加重。因此，当白睛产生问题且易反复发作时，应及早治疗，日常做好肺与大肠脏腑的调养。

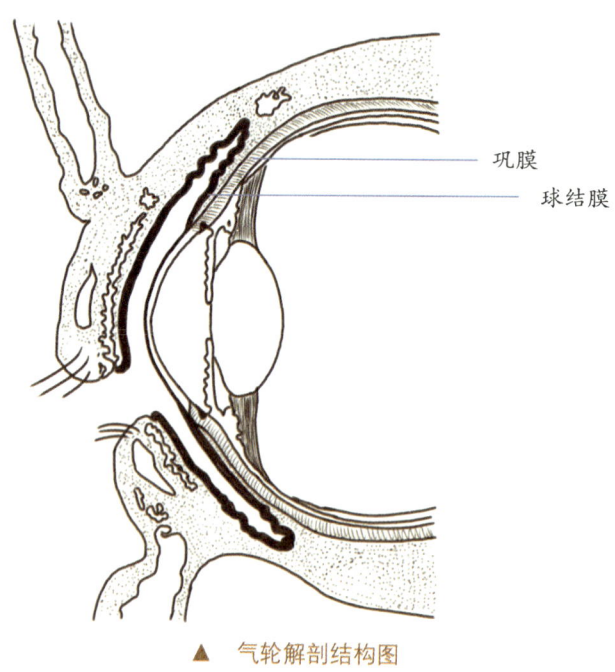

▲ 气轮解剖结构图

主要功能

1. 白睛外层——球结膜

（1）助力眼球活动

球结膜覆盖于眼球前部表面，表面光滑且富有弹性，当眼球进行转动、扫视等各种运动时，球结膜能够随着眼球的运动而自然地延展、滑动，减少了眼球运动过程中的摩擦阻力，使得眼球能够灵活自如地在眼眶内转动。

（2）保持眼球湿润

球结膜组织中分布着丰富的杯状细胞，这些杯状细胞能够持续分泌黏液，黏液与泪液混合后形成一层均匀且稳定的泪膜，覆盖在眼球表面。这层泪膜犹如眼球的保湿护盾，能够有效防止眼球表面水分的过度蒸发，使角膜及结膜上皮始终处于湿润的环境中，有助于维持其生理功能的稳定，防止因干燥而引发的眼部不适、损伤以及各类眼部疾病。

2. 白睛内层——巩膜

（1）维持眼球形态，保护眼内组织以稳定视力

巩膜质地坚韧且致密，具有一定的弹性和韧性，宛如一个坚固的外壳包裹着眼球内部的各种精细结构，并为其提供了可靠的物理屏障，有效抵御外界物理性伤害。此外，巩膜通过维持眼球的稳定形态，确保了眼内各屈光介质之间相对位置的恒定，使得光线能够准确无误地聚焦在视网膜上，从而保证了视物的清晰与稳定。

（2）保障成像

由于巩膜不透明，能够有效阻挡光线从眼球周围的非光学通路进入眼内，避免了光线的散射和干扰，使得光线只能通过角膜、瞳孔、晶状体等屈光介质组成的光学通路进入眼内，并准确地聚焦在视网膜上形成清晰的物像，确保了视觉信息的准确传递与处理。

（3）附着眼外肌

巩膜是所有眼外肌的附着点，这一结构特点对于眼球运动的精确控制具有决定性意义。眼外肌通过肌腱附着在巩膜表面的特定位置，当大脑发出神经冲动指挥眼外肌收缩或舒张时，眼外肌便会以巩膜为着力点，牵引眼球在眼眶内进行多方向、多角度的运动，包括水平方向的左右转动、垂直方向的上下转动以及顺、逆时针的旋转运动等，从而满足我们在不同视觉任务和环境下对眼球运动的复杂需求，如注视、跟踪移动目标、双眼视觉融合等，保障了视觉功能的正常发挥与视觉体验的完整性。

日常调护

气轮对应白睛，内应于肺，肺和大肠相表里，肺与大肠功能的正常运作直接关乎气轮的健康，因此依据肺与大肠功能的变化开展气轮日常调护对维护眼睛健康极为关键。

日常生活中，肺脏及大肠功能失调引起的眼病，一般是由肺热炽盛、肺气亏虚或大肠热结所引起，因而白睛类疾病应多从清泄肺热、补肺益气、通腑导滞的方面进行养护。

当肺热炽盛，上炎于白睛时，白睛多会出现肿胀、红赤、疼痛等症状，可能伴有眼眵增多且质地黏稠，甚至出现眼部疼痛，易引起结膜炎、巩膜炎等疾病。饮食上，要减少食用辛辣、燥热食物，如辣椒、花椒、油炸食品等，可适当增加一些清热润肺的食物，如雪梨、枇杷、桑叶茶等。此外，可按摩肺经与大肠经上的穴位，如鱼际、合谷、列缺、臂臑等穴位，用拇指指腹轻轻按压，每次3～5分钟，每日2～3次，有助于清泻肺与大肠之热，具有清热消肿止痛的功效。

当肺气亏虚时，气轮常表现为白睛颜色偏淡，缺少光泽，且眼睛易疲劳、干涩。故在饮食方面，可多食用一些具有补肺气功效的食物，如百合银耳汤、山药粥等。此外，可选择如八段锦、太极拳等传统养生运动，这些运动动作舒缓，能有效增强肺气与肺的呼吸功能，每周进行3～5次，每次30～60分钟。

当大肠传导失常，如便秘时，体内浊气上攻，可能影响气轮，使白睛出现血丝、轻微肿胀等。在日常饮食上，要增加膳食纤维的摄入，多吃蔬菜如菠菜、西蓝花、芹菜等，水果如香蕉、苹果、火龙果等，还可适当食用一些润肠通便的食物，如蜂蜜、芝麻等。若白睛部位红赤肿痛、伴严重便秘时，可冲泡决明子菊花茶，以清热润肠通便，缓解眼部不适症状。同时，可进行腹部按摩来促进大肠蠕动，以手掌心贴于脐部，按照顺时针方向轻轻按摩，力度适中，每次按摩10～15分钟，每日2～3次。

第一章 眼之五轮

风轮

● 生理概说

　　风轮所属部位为黑睛，古代由于条件限制，肉眼可观察到的眼珠前端中央为虹膜所呈现出来的黑褐色，故称为狭义的黑睛，即现代解剖学所定位的角膜。近现代医家通过临床观察将虹膜、睫状体及房水亦归属于风轮，称为广义的黑睛。肝主风且开窍于目，肝经与目直接相连，肝气调畅，肝血充足，肝所藏精血则能上输于目，黑睛才能维持生理功能。中医眼科中，一旦黑睛出现异常情况，多会从肝脏功能失调的角度去探寻缘由。此外，由于黑睛位于眼球正中央，且暴露于外，直接与外界接触，不仅会受外界病邪影响，还可能受其他轮病变影响，而黑睛病变常常波及瞳神，因此，黑睛部位若发生病变，日常养护尤为重要，需防止该部位疾病的发展和传变。

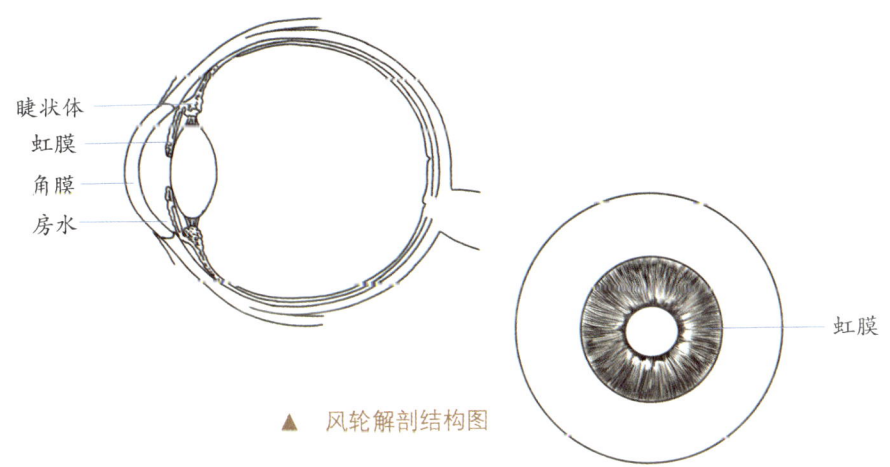

▲ 风轮解剖结构图

主要功能

1. 角膜

（1）维持眼球完整及保护眼内容物

角膜是眼球壁最外层的透明部分，紧密地镶嵌在巩膜前端，与巩膜共同构建成完整的眼球外壁，为眼内组织提供了可靠的物理屏障，有效阻挡外界的灰尘、微生物的入侵及物理性撞击等有害因素，确保眼内环境的稳定与安全。

（2）透光性

角膜是光线首先经过的屈光介质，其组织高度透明，有着卓越的透光性，使得光线能够毫无阻碍地透过角膜进入眼内，成为保障眼视觉功能的基础。倘若角膜的透光性受到损害，将会严重影响视觉的清晰度与准确性，甚至导致失明。

（3）参与屈光

角膜是眼的主要屈光介质，也是眼屈光系统中屈光力最大的组织。角膜屈光力的精准性和稳定性对于眼睛将外界物体清晰成像在视网膜上至关重要，哪怕是角膜屈光力的微小变化，都可能导致近视、远视或散光等屈光不正问题，影响视觉质量。

（4）渗透作用

由于角膜没有血管，故营养及代谢物质需要通过其渗透作用的参与而进出角膜。上皮和内皮细胞层富含脂类，类似一个"脂质屏障"，而基质层则更利于水溶性物质通过。因此，同时具有亲脂性和亲水性的双向性物质，如毛果芸香碱（匹罗卡品）眼药水易通过角膜的渗透作用进入前房发挥其治疗作用，这一特性对于眼局部的药物治疗非常重要。

（5）感受外界刺激

角膜表面分布着丰富的感觉神经末梢，能敏感地感受外界的刺激，包括冷热觉、痛觉和触觉。当外界环境有微小的温度变化、异物接触或轻微的机械刺激时，角膜的感觉神经末梢能够迅速捕捉到这些刺激信号，并将其转化为神经冲动传向大脑，大脑接收到信号后立即做出反应。这种敏锐的感觉功能不仅有助于保护角膜自身免受伤害，还在维持眼睛整体的防御机制和视觉功能稳定方面发挥着重要作用。

以上是黑睛角膜整体的功能,角膜由外向内总共分为五层:上皮细胞层、前弹力层、基质层、后弹力层以及内皮细胞层,每层亦有各自的特点,如上皮细胞层维持眼球表面平滑性,同时也具有很强的再生能力,在受到损伤之后能够快速愈合,且不留痕迹;前弹力层及基质层的自我修复能力较差,一旦受到损伤,则会形成瘢痕,影响视力。角膜是影响视觉清晰度的重要部位之一,日常中应重视对于角膜的保护,一旦有不适症状,立即到医院就诊。

2. 虹膜

控制瞳孔大小

虹膜如同相机的光圈,通过瞳孔括约肌和瞳孔开大肌的收缩与舒张来控制瞳孔的大小。在光线明亮的环境中,虹膜会自动收缩瞳孔,减少进入眼内的光线量,避免强光对视网膜造成损伤;而在昏暗的环境里,虹膜则会舒张瞳孔,让更多的光线进入眼睛,以确保视网膜能够接收到足够的光线,从而帮助我们清晰地看清物体,使我们无论是在烈日下还是在弱光的室内,都能适应环境并准确地感知周围的景象。

3. 睫状体

(1)产生房水

睫状体中睫状突的无色素上皮促进房水的分泌,为角膜、晶状体、玻璃体等重要结构提供必要的营养物质,维持它们的正常代谢与生理功能。

(2)调节作用

睫状体的调节功能包括调节晶状体的曲度和调节眼内压两方面。睫状体可通过睫状肌的收缩和舒张来改变晶状体的曲度,从而调整屈光能力。此外,睫状体产生房水并通过睫状肌的运动来促进房水的循环,而眼内压主要取决于房水的产生和排出之间的动态平衡,故睫状体在维持眼内压稳定方面发挥着不可或缺的作用。

4. 房水

(1)维持眼内压

房水是一种充满在眼球前房和后房内的透明液体,在眼球内均匀分布,对眼球壁产生一定的压力。通过房水的不断生成和排出，保持了眼内压的动态平衡。若房水生成过多或排出受阻，会导致眼内压升高，引发青光眼等疾病。

（2）营养功能

房水还是角膜、晶状体、玻璃体等眼内组织的重要营养来源，它富含多种营养物质，如葡萄糖、氨基酸、维生素等，这些营养成分能够滋养这些组织，促进它们的细胞代谢和正常功能的维持，保证眼睛的光学系统始终处于良好的工作状态。

日常调护

黑睛属风轮，内应于肝，肝和胆相表里，其健康状况紧密依赖于肝与胆的功能协调。肝主疏泄、藏血，开窍于目，胆经循行于眼部附近，故而依据肝与胆功能的变化对风轮进行日常调护。肝胆功能失常引起的眼病，常由肝血不足或肝火旺盛所致，故日常调护常从补养肝血、清肝泻火的方向着手。

当肝血不足时，黑睛角膜会失去濡养，表现为角膜失去光泽、视物模糊，眼睛容易干涩、疲劳。日常调护应着重于饮食滋补与生活作息调整。饮食上可多食用一些具有补肝血作用的食物，如猪肝、枸杞子、红枣、桂圆等。同时，要保证充足的睡眠，促进肝血的生成与储存。可刺激肝经与胆经穴位，增强气血运行，加强眼部滋养，如按摩三阴交（肝、脾、肾三经交会穴）、艾灸光明穴等。

肝火旺盛时，风轮易出现黑睛角膜抱轮红赤，即环绕角膜周围部位发红，颜色暗紫，还可以累及黑睛虹膜，造成虹膜展缩失常、视物模糊，除此之外还可出现眼部疼痛畏光流泪等症状，此时应着重清肝泻火。饮食方面，可冲泡如菊花茶、决明子菊花茶，煮绿豆粥、冬瓜汤，食用芹菜、荠菜、苦瓜及莴苣等清肝解毒的食物，同时需减少辛辣、油腻食物的食用。理疗方面，可按摩肝经上的穴位，如太冲穴，其位于足背第1、2跖骨间，跖骨底结合部前方凹陷处，用拇指指腹按压穴位，力度以产生酸胀感为宜，每次按压3~5分钟，每日2~3次，有助于泻肝火。此外，肝火旺盛的患者，情志调节至关重要，要保持心情舒畅，避免长期处于愤怒、焦虑、抑郁等不良情绪中。

若黑睛角膜疾病病情严重且日久形成瘢痕，可在日常饮食中适量增加菊花的食用，如菊花茶、菊花猪肝汤、红枣菊花粥等，同时可按摩大骨空、小骨空，起到清肝明目退翳的功效。

中医基础理论中，肝与情绪调节有关，同时肝还具有疏泄功能，可以调节眼内的水液代谢，如房水的代谢。情绪失控时房水代谢可能出现异常，出现眼睛胀痛或伴突然视力下降等，而情绪问题如抑郁、易怒等在现代社会十分常见，因此，日常应适当学会宣泄情绪，定期进行有氧运动，如跑步、游泳或骑车，可以释放内啡肽，有助于情绪调整。

生理概说

水轮所属部位为瞳神，有狭义和广义之分。古代医家由于条件限制，只能观察到瞳孔的大小，将瞳孔定义为狭义的瞳神解剖结构。随着眼科检查技术的不断精进，近现代医家将观察到的眼睛内部组织与临床诊疗相结合，扩大了瞳神解剖范围，瞳神不单单指瞳孔，还包含现代解剖中的脉络膜、视网膜、视神经及晶状体、玻璃体等，称之为广义瞳神。中医理论中，肾主水，藏精，精能生髓，而脑为髓之海，目系连于脑，瞳神内寓肾精，并且瞳神有着视物的重要功能，与肾精的滋养息息相关，肝肾同源，所以瞳神部位一旦发病多从肝肾方面考虑。又因瞳神所包含的结构复杂，引起疾病的病因病机十分复杂，除与肝肾有关外，和其他脏腑的关系也很密切。因此，瞳神类疾病的日常调护应从多脏考虑，综合进行。

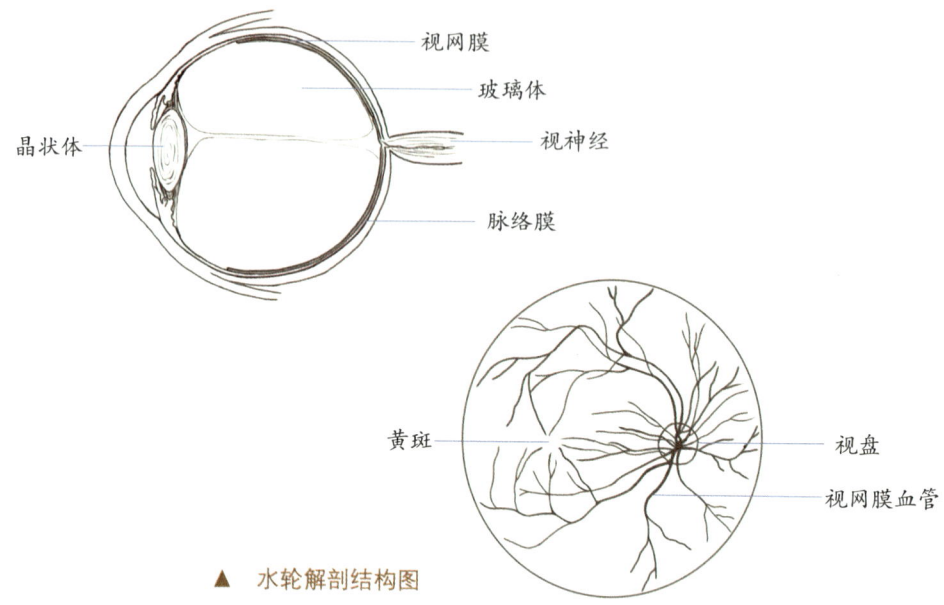

▲ 水轮解剖结构图

主要功能

广义的瞳神中解剖结构从外到内包含晶状体、玻璃体、视网膜、脉络膜及视神经，不同部位对维持眼内健康的功能不同。具体如下。

1. 晶状体

（1）屈光功能

晶状体是眼屈光系统的重要组成部分，它如同一个透明的双凸透镜，与角膜等共同作用，完成光线的折射，使光线能够聚焦在视网膜上。

（2）透光性

晶状体的透明性，允许光线直接通过。如果晶状体出现混浊，会导致视物模糊，临床上常常称之为白内障。

（3）调节功能

晶状体可以通过改变自身形状来调整屈光能力，以适应不同距离物体的成像需求。当看远处物体时，睫状肌松弛，晶状体悬韧带拉紧，晶状体变扁平，屈光力减弱；当看近处物体时，睫状肌收缩，晶状体悬韧带放松，晶状体变凸，屈光力增强，从而使物体清晰成像在视网膜上。

（4）滤光作用

晶状体对不同波长的光线的透过率不同，对于紫外线的透过率较低。随着紫外线在晶状体内的传播，其能量逐渐被吸收和衰减，使得大部分紫外线在到达视网膜之前就已经被晶状体吸收或散射掉，从而大大降低了视网膜受到紫外线损伤的风险。

2. 玻璃体

（1）参与屈光

玻璃体填充在眼球内部的大部分空间，与角膜、房水、晶状体共同构成了眼睛的屈光系统，确保光线能够准确地在眼内折射并聚焦在视网膜上。如果因周围组织损伤、炎症或出血等原因导致玻璃体混浊，就会影响光线的透过和折射，进而影响视力。

（2）维持眼球形态

玻璃体像一个柔软而有弹性的支架，支撑着视网膜，使其能够稳定地贴附在眼球壁上。若玻璃体发生液化或在手术时丢失过多，其支撑力会显著减弱，可能导致视网膜脱离等严重的眼部问题。

（3）减震

当眼球受到外力冲击时，玻璃体能够缓冲一部分力量，减少对视网膜及其他眼内组织的损伤。

3. 视网膜

（1）感光处理

视网膜是眼睛接收和处理视觉信息的核心部位。它的感光细胞能够敏锐地感知光线的强弱、颜色以及物体的形状等信息，并对光引起的刺激进行处理。

（2）颜色识别

人眼分辨颜色的能力主要依赖视网膜上的视锥细胞，人眼内有三种视锥细胞，分别对红、绿、蓝三种颜色敏感，通过它们的组合，我们能够识别出千变万化的色彩，领略五彩斑斓的世界。

（3）明暗适应

视网膜的明暗适应功能就是眼睛在不同光线环境下调整视觉的能力。在暗环境中，主要是对弱光敏感的视杆细胞在工作，但到亮处后其暂时"罢工"了，而对强光敏感的视锥细胞开始快速发挥作用，让我们很快适应明亮环境。反之，刚到暗处时，视锥细胞还在起作用，但因为光线太暗，它的作用越来越小。视杆细胞需要时间来合成一种叫视紫红质的感光物质，随着视紫红质不断合成，视杆细胞的感光能力就越来越强，眼睛就能在暗环境中看清了。这一特性使我们的眼睛能够快速适应各种光线变化的环境。

（4）动态视觉

视网膜的感光细胞能感知物体的运动，将光信号转化为电信号，经多个神经元的传递，不断进行整合和处理，再通过视神经将信号传至大脑视觉中枢。大脑对这些信号进行整合分析，从而让我们感知到物体的动态变化并做出相应反应。

（5）参与视觉记忆和识别

视网膜还在视觉记忆和识别的初步阶段发挥作用，它对视觉信息进行初步的整合与处理后，将这些信息通过视神经传递给大脑，为大脑进一步的高级视觉认知处理提供基础数据，如识别熟悉的面孔、文字等都离不开视网膜对视觉信息的前期处理。

视网膜中还有一个特殊的区域需要重点关注，那就是黄斑。黄斑位于视网膜的中心，是视网膜上视觉最敏锐的地方，上文中提到的视网膜的感光处理、颜色识别、明暗适应、动态视觉等功能大多是由黄斑负责，黄斑的健康直接关系到我们的阅读、驾驶、人物识别等日常活动，一旦黄斑出现问题，我们的视功能将大大受损，甚至致盲。

4. 脉络膜

（1）营养作用

脉络膜富含大量的血管，约占眼球内血液总量的90%。脉络膜中的血液源源不断地为视网膜提供氧气和营养物质，是视网膜外层营养的主要供应来源，并且是黄斑中心凹唯一的营养来源。脉络膜的营养对维持视网膜的健康状态、保持良好的视力起着至关重要的作用。

（2）温度调节

脉络膜能够通过调节自身的血流量来控制眼球内部的温度，使眼球内部保持相对稳定的温度环境，这有利于眼睛内各种生理生化反应的正常进行。

（3）遮光暗房作用

脉络膜色素丰富，这些色素对眼球起到一定的遮光作用，就像为眼睛内部打造了一个避光的暗室环境，减少光线在眼球内部的散射和反射，提高视觉成像的清晰度和对比度，使我们能够更敏锐地感知视觉信息。

5. 视神经

传导视觉信息

视神经是连接眼睛和大脑的重要神经通路。当视网膜上的感光细胞感知到光线并产生神经冲动后，这些神经冲动会沿着视神经纤维迅速、准确地向大脑视觉中枢传导，使大脑能够实时对眼睛所看到的景象进行分析、理解和认知，从而让我们能够感知周围环境的变化、识别物体、理解文字和图像等丰富的视觉信息。

日常调护

瞳神属水轮，内应于肾，其发病多与肾相关，根据广义瞳神的定义，日常调护中可在补肾的基础上，综合考虑与病变组织相关的脏腑，通过饮食、情志、生活习惯等多方面进行调理，以达到预防和改善水轮疾病的目的。

水轮发生疾病时，瞳孔的外观未见异常，仅有视觉的改变，可出现视物模糊、视物变形、视物变色或眼前似有蚊蝇飞舞等。水轮疾病常有虚实之分，实证多由风热侵袭、痰湿聚集、气滞血瘀等引起，虚证多由肝肾亏虚、脾肾两虚，导致气血不足、精气不能濡养眼睛。因此实证常用清热泻火、利湿祛痰、疏肝理气等方法，虚证常从补肝肾、养气血等方面着手。

若痰湿聚集于目，出现视物变形，伴随食欲下降、腹胀、大便不成形且黏滞、贪睡、舌苔厚腻等症状，饮食上，平素可食用薏米、冬瓜、山药、扁豆等食物。同时，应避免或减少食用生冷之物，如冰镇饮料、生冷瓜果等，避免食用油腻、甜腻等食物，影响脾胃的功能。

若肝肾亏虚，出现眼睛暗淡无光、视物昏花、眼前黑影等症状，全身多伴有头晕耳鸣、腰膝酸软、失眠健忘等症状。日常调护可选取具有补养肝肾作用的药食两用食物，如枸杞子、覆盆子、桑椹等。

脾肾两虚时，即先天禀赋亏虚，加之气血生化之源不足，除出现视物模糊、视物变形等症状外，全身症状多伴有神疲乏力、少气懒言、动则汗出、面色无光等，日常调护可以选取黄芪、覆盆子、灵芝等补肾益气明目的中药。

对于瞳神的养护，日常可按揉眼周穴位，促进眼周经络疏通，亦可按揉或艾灸足三里、三阴交、涌泉等穴位促进肝、脾、肾三脏气血流通，头面部与四肢部穴位相结合，气血得以运行，从而更好地濡养眼睛。

虽然五轮学说将眼睛不同组织归属于不同脏腑，但在日常养护中不可拘泥于某一部位、某一脏腑。应做到饮食均衡，不可补益太过或摄入不足，同时应保持情志畅达，身体气血方可正常运行，脏腑精气可上行至眼睛，更好地发挥其濡养作用。

第二章

养眼中药与中成药

在中医药的宝库中，有许多养眼、护眼的中药，它们犹如眼睛的保护卫士，运用自己的秘密武器保护着眼睛的健康。而它们的武器就是依靠各自"脾性"（性味归经）的发挥来维持人体的阴阳平衡。在它们当中，有偏高冷、酷炫范儿的祛邪卫士，如闪烁着耀眼光芒的金银花，处处留清凉香的薄荷等，它们擅长用透着寒凉气儿的冰雪利剑斩除体内的火热之邪，使眼睛免受这些邪气的侵害。它们当中也不乏温暖、平易近人的扶正卫士，如热情洋溢的枸杞子，仙气飘飘的灵芝等，它们默默无闻地为眼睛灌输元气和精血粮草，帮助眼睛满血复活。更厉害的是，这些卫士们还遵循中医的指挥，按照君臣佐使的配伍关系，组团来对人体开展多方位、多层次的调节作用，使我们的眼睛恢复明亮、健康的稳态。

这些卫士们是如何养护眼睛的呢？且看细细分解。

第一节 清热明目药

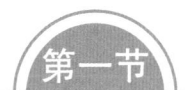

金银花、蒲公英、鱼腥草及葛根是清热队伍中的先驱者,它们擅长驱散体内的火热邪毒,还双眸一片宁静之土,使之摆脱发红、疼痛、畏光、流泪等不适。

● **药物别名**

金花、银花、双花、二花、二宝花。

● **诗词本草**

婆娑石上舞林影,付与一世专雌黄。寂寥吾意立奴会,可忍冬花不尽觞。

——黄庭坚《药名诗奉送杨十三子问省亲清江》

● **中药故事**

诸葛亮在七擒孟获的过程中,大部分将士水土不服,中了山岚瘴气。后经一小村寨,见村民面黄肌瘦,诸葛亮顿起恻隐之心,发放军粮施救。村民们十分感谢,一土著白发老人得知许多蜀兵患了"热毒病"时,便叫来自己的一对孪生孙女："金花、银花，你们去采几筐仙药来为蜀军解难。"然而三天后，姐妹俩仍未归来。人们多方寻找，在一处山崖，只见两只药筐中已采满了草药，筐边有野狼的足迹和被撕碎的衣服鞋子。蜀军将士吃了草药得救，而金花、银花却为此献出了生命，为了纪念她们，人们就把这种草药开的花叫作"金银花"。

性味归经

甘，寒。归肺、心、胃经。

临床功效

清热解毒，疏散风热。

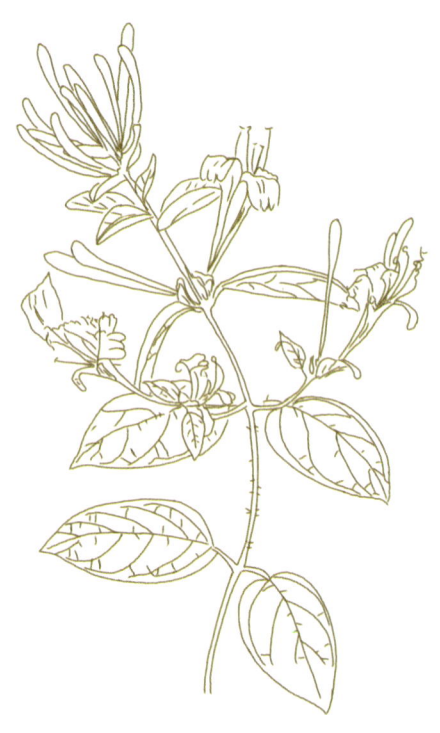

主治病症

用于痈肿疔疮，喉痹，丹毒，热毒血痢，风热感冒，温病发热。

文献选粹

《本草经集注》："今处处皆有。似藤生，凌冬不凋，故名忍冬。"

《本草纲目》："一切风湿气，及诸肿毒，痈疽疥癣，杨梅诸恶疮，散热解毒。"

《本草逢原》："金银花，解毒去脓，泻中有补，痈疽溃后之圣药。但气虚脓清，食少便泻者勿用。"

现代研究

金银花具有多种生物活性物质，如黄酮类、肌醇类、环烯醚萜苷类、挥发油等，具有抗病毒、抗菌、抗炎、增强免疫力、降血糖和血脂、护肝利胆、抗氧化、抗血小板聚集、抗肿瘤等药理作用，其中，抗菌优势显著，因而素有"植物抗生素"之称。

1. 防治各类感染性眼病，抗新生血管

金银花提取物的多种成分对病原微生物有抑制作用，其中绿原酸为金银花的主要抗菌成分，同时黄酮类、环烯醚萜苷类等活性成分也具有良好的抗病毒活性，兼具疗效显著、安全性较高的优势。因此，金银花常用于临床各类炎症性、细菌性、病毒性眼病的治疗。如单纯疱疹病毒性角膜炎，其发病率和致盲率皆居角膜病之首。

眼病属风热型的患者除遵医嘱接受常规西药外用点眼外，口服以金银花为主的方药，可有效减轻痛苦，缩短疗程，降低复发率。除了口服，金银花还可外用，是中医眼科外治法中的"常驻嘉宾"，如搭配菊花、荆芥、牛蒡子等中药煎汤外洗或湿热敷，可用于睑缘炎、结膜炎等眼病的治疗。市面上也有以金银花为主药的外用滴眼液，主要用于风热型结膜炎的治疗。

近年来研究发现，金银花也在抗新生血管生成方面作用显著。新生血管在眼科是非常危险的病灶，容易大量渗漏出血导致失明，这是糖尿病视网膜病变等疾病晚期的特点。金银花提取物中的绿原酸已被证实可通过减少血管渗漏，发挥抗新生血管生成的作用。此外，金银花还可抑制糖尿病视网膜病变患者视网膜的炎性损伤和血-视网膜屏障的渗漏，其所含绿原酸成分可显著降低活性氧水平，通过发挥其抗氧化作用来降低青光眼的风险。

2. 降血脂、降血糖、抗病毒

金银花提取物如忍冬叶黄酮-磷脂复合物可通过减轻肝细胞水肿和脂肪浸润，使肝脏脂肪含量下降，从而达到降血脂的作用。金银花提取物可通过抑制 α-葡萄糖苷酶的活性、改善胰岛素抵抗以达到降血糖作用。同时，金银花含有挥发油、黄酮类等物质，具有抗病毒、抗菌、抗炎等作用，可以预防感冒等

疾病。

食疗药膳

1. 金银花茶

材料：金银花10克，冰糖、枸杞子、红枣适量。

做法：使用80℃左右的开水冲泡10~15分钟即可饮用；可反复冲泡2~3次，直至颜色逐渐变淡为止，每次续水后稍微延长浸泡时间。可以根据个人口味加入适量的冰糖、枸杞子、红枣。

功效：清热解毒、疏散风热、清热明目，用于缓解风热感冒引起的发热、头痛、咽喉肿痛、眼睛发红疼痛、流黄涕等症状。

2. 双花饮

材料：金银花20克，菊花20克，山楂20克，蜂蜜1勺。

做法：金银花、菊花和山楂加水煎成浓汁，加入蜂蜜调味。

功效：清热解毒、解暑、明目、开胃消食，用于改善夏季暑热或风热感冒引起的心烦气躁、眼红疼痛、食欲不振等不适。

3. 金银花粥

材料：金银花20克，粳米150克（或薏米150克），冰糖或红糖适量。

做法：将金银花洗净，粳米淘洗干净备用；将金银花放入锅中，加入适量的水，用大火煮沸后转小火煮10~15分钟，然后滤去金银花渣，留下金银花汁；将粳米放入锅中，加入适量的水，用大火煮沸后转小火慢慢熬煮。当粳米煮至半熟时，将金银花汁倒入锅中，继续煮至粳米熟烂成粥。可以根据个人口味和需求加入适量冰糖或红糖。

功效：清热解毒、消炎止痛、增强免疫力，用于咽喉肿痛、疮疡肿毒，可预防感冒等。

4. 银花梨藕汤

材料：金银花15克，生梨250克，鲜藕200克，白糖适量。

做法：将生梨和鲜藕去皮，切成薄片，金银花择净，去除杂质。将处理好的金银花放入锅中，加入适量的水，用中火煮沸后转小火煮约10分钟，然后滤出金银花汁备用；将切好的梨片和藕片加入锅中，加适量水，用中火煮沸后转小火炖煮约30分钟，直至梨片和藕片熟烂，最后加入金银花汁，继续炖煮约5分钟即可。根据个人口味加入适量的白糖。

功效：清热解毒、生津化痰、润肺养阴，用于咽喉肿痛、疖肿、口干舌燥、咳嗽、干咳、喑哑等。

使用注意

脾胃虚寒（慢性胃炎、消化不良、腹泻）及气虚疮疡脓清（乏力、汗多、疮疡久溃不愈、脓液清稀）者，儿童，经期、孕期、哺乳期女性，对本品过敏者不宜服用。本品不宜久煮久煎。

蒲公英

药物别名

黄花地丁、婆婆丁、黄花郎、奶汁草、尿床草等。

诗词本草

弃落荒坡依旧发，无缘名分胜名花。休言无用低俗贱，宴款高朋色味佳。飘似羽，逸如纱，秋来飞絮赴天涯。献身喜作医人药，无意芳名遍万家。

——左河水《思佳客·蒲公英》

中药故事

相传，唐代医药学家孙思邈在翻弄药草时，左手中指不慎触碰了木刺，导致手指红肿疼痛，且疮面日益扩大。在为人治疗疔疮时，他常用到蒲公英，于是便采来蒲公英内服、外敷。用药后，疼痛很快减轻，没到十日，手指便恢复了原状。后来，他在撰写《备急千金要方》时，便将蒲公英加入其中。

性味归经

苦、甘，寒。归肝、胃经。

临床功效

清热解毒，消肿散结，利尿通淋。

主治病症

用于疔疮肿毒，乳痈，瘰疬，目赤肿痛，肺痈，肠痈，湿热黄疸，热淋涩痛。

文献选粹

《新修本草》："叶似苦苣，花黄，断有白汁，人皆啖之。"

《本草衍义遗补》："化热毒，消恶肿结核，解食毒，散滞气。"

《本草经疏》："蒲公英……其味甘平，其性无毒。当是入肝入胃，清热凉血之要药。乳痈属肝经，妇人经行后，肝经主事，故主妇人乳痈肿乳毒，并宜生啖之良。"

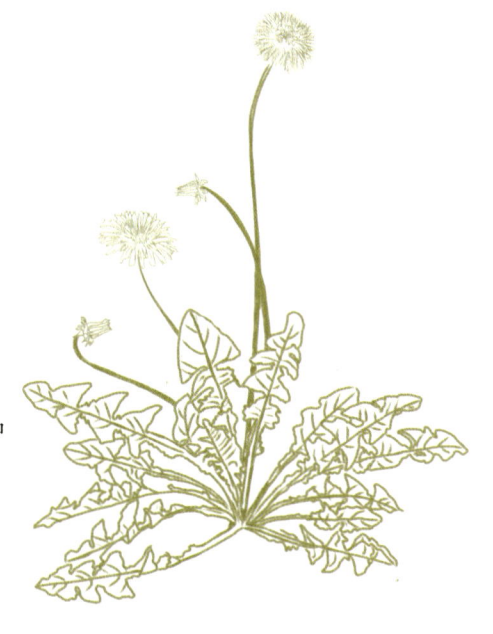

现代研究

现代药理学研究表明，蒲公英含有三萜类、倍半萜类、甾醇类、黄酮类、酚酸类、多糖类、挥发油类等多种类型化学成分，具有抗菌、抗炎、抗肿瘤、抗氧化、降血糖、降血脂、抗血栓、保肝等药理作用，是保健食品以及新药研发等领域所青睐的药食同源中药。

1. 抗眼部炎症与感染

蒲公英含三萜类和倍半萜类等成分，具有良好的抗炎活性，常用于治疗结膜炎、角膜炎等炎症性眼病。得益于蒲公英疗效显著的优势，其在中医眼科外治法中占有举足轻重的地位，广泛用于炎症性眼病的外治。可将蒲公英单独应用，内服并结合外部熏洗，如蒲公英汤，用于治疗火热实证之目赤疼痛、羞明流泪等症状。临床上，蒲公英也常与多种中药配伍治疗各类眼科疾病，如蒲公英常与金银花、野菊花等清热解毒药物配伍，用于治疗麦粒肿、眼睑皮肤感染、慢性泪囊炎等眼部细菌感染性疾病；眼部外伤后感染的治疗，可加用赤芍、牡丹皮、丹参等活血化瘀药物，以增强消肿之功；对于眼睑疮疖红肿严重者，可加用黄芩、黄连等泻热解毒药物，以增强疗效。

2. 抗肿瘤、保护胃肠功能、抗氧化、利尿、降血糖

蒲公英中含有多糖类成分如菊糖，对于肝癌细胞、乳腺癌细胞等具有抑制作用。蒲公英中的苦味成分能够刺激胃肠道分泌消化液，促进食物的消化和吸收。此外，蒲公英还能促进肠道蠕动，有助于缓解便秘等消化问题。蒲公英含有丰富的抗氧化物质，如维生素C、维生素E、胡萝卜素等，这些成分能够清除体内的自由基，抵抗氧化应激，从而延缓细胞衰老，预防慢性疾病的发生。蒲公英还具有利尿作用，有助于排除体内多余的水分和毒素，从而减轻水肿症状。蒲公英含有丰富的蒲公英素、蒲公英皂苷、黄酮类和多糖等，这些成分能够调节糖代谢相关酶活性，改善胰岛素抵抗，对血糖水平产生积极的调节作用，从而达到降血糖的作用。

食疗药膳

1. 蒲公英茶

材料：鲜蒲公英15克（或干品5克），冰糖或蜂蜜等调味品适量。

做法：将鲜蒲公英洗净（若为干品，则需要先用水泡发）；将鲜蒲公英放入茶杯中，用适量开水冲泡。可以根据个人口味加入适量的冰糖、蜂蜜或其他调味品。

功效：清热解毒、消炎止痛、利尿，用于口干舌燥、目赤肿痛、咽喉肿痛、乳痈肿痛、水肿等症。

2. 蒲公英玫瑰柠檬茶

材料：干蒲公英5克，干玫瑰花10克，柠檬片、冰糖适量。

做法：将干蒲公英、干玫瑰花与冰糖一起放入壶中，用开水冲泡，等待5分钟左右；滤出茶汤，加入柠檬片，即可品饮。

功效：清泻胃热，凉血生津，用于咽喉肿痛、胃火牙痛、口气较重、口渴咽干等症状。

3. 蒲公英老鸭汤

材料：蒲公英60克，鸭肉200克，生姜5克，小葱5克，盐少许。

做法：将蒲公英洗净，去掉杂质；鸭肉洗净后切块，用开水焯水去腥；生姜切片，小葱切段；将焯水后的鸭肉放入锅中，加入适量的清水，用大火煮沸后转小火煮熟；待鸭肉煮熟后，加入蒲公英和生姜，继续煮5~10分钟；起锅时根据个人口味加入适量的盐、小葱等调料，即可享用。

功效：清热解毒、滋阴润燥、利尿消肿，用于咽喉肿痛、口舌生疮、水肿等症。

4. 蒲公英粥

材料：蒲公英30克，紫花地丁30克，粳米100克。

做法：将材料洗净，蒲公英与紫花地丁一同煎煮取汁；与粳米共同煮成粥，即可食用。

功效：清热解毒、消肿散结，适用于痈肿疔疮等症。

使用注意

体质虚寒者、脾胃虚寒者、孕妇、经期女性、低血压者、心功能不全者、肾功能不全者、对本品过敏者等不宜服用。避免长期大量服用。避免空腹服用。

鱼腥草

药物别名

蕺、蕺菜、紫蕺、岑草、菹菜、菹子、臭腥草、猪鼻孔、臭猪巢、折耳根、侧耳根、九节莲。

诗词本草

十九年间胆厌尝,盘羞野味当含香。春风又长新芽甲,好撷青青荐越王。
——王十朋《蕺山》

中药故事

《吴越春秋》最早记载有岑草:"越王从尝粪恶之后,遂病口臭,范蠡乃令左右皆食岑草,以乱其气。"意思是越王降于吴王之后,卧薪尝胆,曾亲自舌舔吴王粪便，以至于犯下"口臭"的毛病。为了掩盖越王的口臭，越王下属大臣范蠡下令众人食用岑草，与这位帝王一齐"共苦"。

性味归经

辛，微寒。归肺经。

临床功效

清热解毒，消痈排脓，利尿通淋。

主治病症

用于肺痈吐脓，痰热喘咳，热痢，热淋，痈肿疮毒。

文献选粹

《新修本草》："此物，叶似荞麦，肥地亦能蔓生，茎紫赤色，多生湿地、山谷阴处。山南江左人好生食之，关中谓之葅菜也。"

《本草经集注》称其"味辛，微温。主治蠼螋溺疮，多食令人气喘""食葅不利人脚，恐由闭气故也。今小儿食之，便觉脚痛"。

《本草纲目》："散热毒痈肿，疮痔脱肛，断痁疾，解硇毒。"

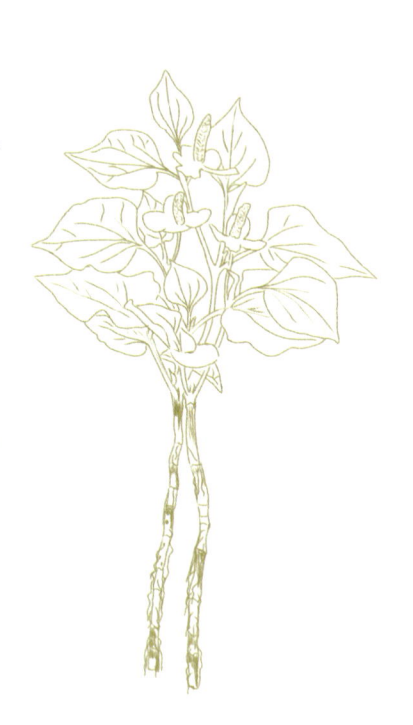

现代研究

鱼腥草被称为"天然第一抗生素",又称"神草",是一种广泛使用的中药材,其作为药食同源中药已经有近千年的历史。鱼腥草的活性成分以挥发油(鱼腥草素、甲基正壬基酮、月桂醛等)、黄酮类(槲皮素、木犀草素、山柰酚、芦丁等)、生物碱、多糖和有机酸等为主,具有抗炎、抗菌、抗病毒、抗氧化、增强机体免疫力、抗肿瘤等药理作用。

1. 缓解眼部炎症,改善眼部血液循环

鱼腥草及其制剂在眼科疾病的治疗中均有广泛的运用。随着科技的发展,研究人员从新鲜中药鱼腥草中提取有效成分,制成中药制剂"鱼腥草滴眼液",广泛用于眼科炎性疾病的治疗,如结膜炎、角膜炎、干眼等。研究表明,炎症是引发干眼的重要因素。鱼腥草中的槲皮素、山柰酚、芦丁等化合物能够抑制氧化应激的发生,降低炎症因子活性并减少其表达,发挥抗炎作用,从而抑制角膜上皮的损伤和干眼的发展。同时,鱼腥草中的挥发油和黄酮类成分,不仅能抑制炎症介质释放,减轻眼部肿胀、疼痛等炎症反应,还对多种革兰阳性菌、革兰阴性菌有不同程度的抑制作用,可用于防治眼部感染性疾病。此外,鱼腥草中的挥发油成分可以扩张血管、改善血管通透性,从而促进血液循环,有助于缓解视疲劳、眼睛干涩等症状。

2. 抗衰老、提高免疫力、利尿

研究发现鱼腥草具有良好的抗氧化活性,其中黄酮类、多糖均可清除自由基,从而发挥抗衰老作用。在免疫调节方面,鱼腥草能够增强巨噬细胞的吞噬能力,增强机体的免疫功能。此外,鱼腥草中的黄酮类、挥发油等活性成分能够通过刺激肾脏,促进尿液的产生和排出,从而实现利尿的效果。

食疗药膳

1. 鱼腥草茶

材料:鲜鱼腥草20克(或干品10克)。

做法：将鲜鱼腥草择去杂质，清水洗净，沥干水；或干品洗净后用冷水浸泡2小时。把鱼腥草放入锅内，加水煮沸后，改小火煮10分钟，去渣取汁，即可饮用。

功效：清热解毒、消痈排脓、利尿通淋，用于扁桃体炎、咽炎、咳嗽、痰多等病症。

2.鱼腥草蒸鸡

材料：嫩母鸡1只（重约1 500克），鱼腥草200克，盐、姜、葱、胡椒粉、味精适量。

做法：将鸡宰杀洗净，放入沸水锅内焯一下，捞出洗净血污；鱼腥草去杂质、洗净切段；取汤盆1个，放入全鸡、盐、姜、葱、胡椒粉和适量清水，上笼蒸至鸡熟透，再加入鱼腥草、味精，略蒸即可出笼。

功效：消炎解毒、温中益气，用于肺脓肿、虚劳瘦弱、水肿、脱肛等症。

3.鱼腥草炖雪梨

材料：鱼腥草100克，雪梨250克，白糖适量。

做法：先将雪梨和鱼腥草洗净、晾干，雪梨去核、切块，将鱼腥草切成断；将切好的鱼腥草放入锅内煮沸；用纱布将汤过滤、去渣，再将过滤后的汤汁重新放入锅内，同时加入切好的雪梨，并调入白糖，用小火将雪梨块完全煮烂，即可食用。

功效：清热解毒、利咽止咳、养阴润燥、利尿消肿，用于热毒炽盛之咽喉肿痛、牙痛、口腔溃疡、咳嗽、咽喉肿痛、口舌干燥，水肿和排尿不畅等症，同时本品还有护心降压、通便减肥的辅助作用。

使用注意

脾胃虚寒者（慢性胃炎、消化不良、腹泻）、阴证疮疡者、肾功能不全者、孕妇、对本品过敏者、脚气患者不宜服用。避免长期大量服用。避免久煮久煎。

葛根

药物别名

甘葛、粉葛、鸡齐根、野葛、葛条、黄斤、鹿藿等。

诗词本草

彼采葛兮，一日不见，如三月兮！彼采萧兮，一日不见，如三秋兮！彼采艾兮，一日不见，如三岁兮！

——《诗经·王风·采葛》

中药故事

相传东晋医学家葛洪在炼丹修道时，其弟子因修行不深而感染丹毒。葛洪梦中得仙人指点，找到一种青藤，其根如白茹，能解丹毒。次日，他找到这种青藤，将其根挖出，煮熟后让弟子服下，结果弟子的病很快痊愈。人们得知此事后，纷纷挖取这种青藤的根以清热解毒。因这种青藤是葛洪发现，便命名为"葛"，其根块则称为"葛根"。

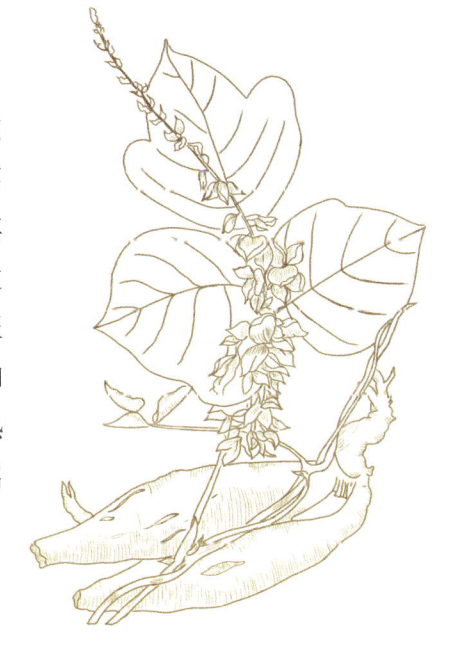

性味归经

甘、辛,凉。归脾、胃、肺经。

临床功效

解肌退热,生津止渴,透疹,升阳止泻,通经活络,解酒毒。

主治病症

用于外感发热头痛,项背强痛,口渴,消渴,麻疹不透,热痢,泄泻,眩晕头痛,中风偏瘫,胸痹心痛,酒毒伤中。

文献选粹

《神农本草经》:"葛根,味甘,平。主消渴,身大热,呕吐,诸痹。起阴气,解诸毒。"

《名医别录》:"无毒。主治伤寒中风头痛,解肌发表出汗,开腠理,疗金疮。"

现代研究

葛根富含淀粉及纤维素,常制作成葛根粉或菜肴供食用。葛根也是常用中药材,现代研究发现葛根主要含葛根素、大豆黄酮(苷)、β-谷甾醇、花生四烯酸、多糖、氨基酸、微量元素等活性成分,具有减轻心脑血管疾病、代谢性疾病症状,抗肿瘤、神经保护、抗骨质疏松、抗氧化、抗炎、保肝解酒、解热镇痛等药理作用。

1. 保护视网膜、改善眼部血液循环、降低眼压

葛根中含有的成分葛根素可抑制新生血管内皮因子的表达、抑制高血糖引起的炎症及氧化应激反应、抑制视网膜神经细胞的凋亡、纠正视网膜中的铁超载状况，因而，葛根具有较佳的视网膜保护作用。这种作用有助于维持眼部组织的正常结构和功能，从而改善视力，对于近视、老花眼、糖尿病视网膜病变等有一定的防治作用。临床上运用葛根芩连汤治疗湿热证之糖尿病视网膜病变可以取得良好疗效，患者视网膜病变情况得到改善，且早期患者视力提高以及血糖控制效果显著。

葛根素能扩血管、改善微循环，提高局部微血流量，抑制血小板聚集，对于治疗视网膜动脉阻塞、视网膜静脉阻塞、糖尿病视网膜病变等眼部血管病变具有积极意义。临床实践也证明使用葛根素制成的药物能明显改善视网膜静脉和动脉阻塞、慢性单纯性青光眼等患者的视力。这得益于葛根优良的视网膜微循环和血液流变学改善作用，使视网膜恢复足够的供血供氧，让处于抑制状态的神经元重新兴奋，从而提高或恢复视功能。临床上常联合葛根素制剂用于治疗缺血性视神经病变，可有效改善患者的视力及光敏感程度，缓解视神经萎缩，并且不良反应发生率更低。此外，葛根素兼具降低眼压和改善微循环的双重作用，由其制成的眼用制剂广泛用于原发性开角和闭角型青光眼、继发性青光眼以及高眼压症等。

2. 改善心脑血管健康、降血糖、保肝解酒

葛根中的葛根素等成分能够减少肾脏中糖基化产物，显著降低血糖含量，还可以降低血清中甘油三酯、总胆固醇的含量，从而有助于预防和改善心脑血管疾病；还可通过影响细胞膜通透性，减少儿茶酚胺的释放，以降低心肌兴奋性，从而达到改善心律失常的作用；葛根素能够提高脑血流量，增加脑葡萄糖摄取量和耗氧量，从而改善脑代谢和脑循环。葛根中的异黄酮类化合物能够抑制破骨细胞的形成，进而增加骨密度，缓解骨质疏松的发展。葛根中的大豆苷等化合物能促进肝脏细胞的修复与再生、清除自由基，减轻肝脏负担，保护肝脏细胞免受损伤，还能够有效分解乙醇（俗称酒精），减轻乙醇对大脑和肠胃的刺激，同时促进血液中乙醇的代谢和排泄，达到解酒的效果。

食疗药膳

1. 葛根茶

材料：葛根10克，蜂蜜或冰糖适量。

做法：将葛根放入茶杯或茶壶中，用沸水冲泡，盖上盖子闷泡5~10分钟即可。根据个人口味适量加入蜂蜜或冰糖。

功效：清热解毒、解酒护肝，适用于酒后头晕、头痛等症。

2. 葛根粥

材料：葛根30克，糯米50克。

做法：糯米洗净浸泡一晚，与葛根同入砂锅中，加水用小火煮至米开粥稠即可。

功效：清热润燥、生津止渴、降血压、降血糖，用于高血压、冠心病、老年糖尿病引起的阴虚内热、口渴多饮等症。

3. 葛根粉清热饮

材料：葛根30克，甘草5克，菊花10克，金银花10克，适量冰糖。

做法：将葛根、甘草、菊花、金银花一同放入冷水中，可根据个人口味加入适量冰糖；熬煮15~20分钟，滤渣后放凉饮用。

功效：生津止渴、调理脾胃、清热解毒，用于夏季炎热伤津、口渴多饮等症。

4. 粉葛鲮鱼汤

材料：粉葛30克，鲮鱼一条，蜜枣10枚，陈皮15克，赤小豆15克，扁豆15克，瘦猪肉200克，盐、姜片适量。

做法：粉葛切成滚刀块，蜜枣去核，陈皮泡软；赤小豆、扁豆用清水浸泡一夜；瘦猪肉洗净切块，鲮鱼洗净拭干水；烧热油爆香姜片，放入鲮鱼煎至双面呈金黄色；瓦煲注入适量清水，放入陈皮、蜜枣、赤小豆和扁豆大火煮沸，小火煲1小时；再放入粉葛、瘦猪肉和鲮鱼，以大火煮沸后改小火煲45分钟，加盐调味即可。

功效：清热解暑、生津止渴、滋阴润燥，用于夏季暑热伤津、口渴多饮等症。

使用注意

体质寒湿者、胃阴不足者、低血压者、低血糖者、孕妇、对本品过敏者不宜服用。避免空腹食用。

第二节 清肝明目药

决明子、菊花以及薄荷是清热队伍中的执着派,它们热衷于清除肝经之热,使上火的眼睛在清凉之力的帮助下恢复正常状态。

决明子

药物别名

草决明、千里光、假绿豆、还瞳子、马蹄决明。

诗词本草

案上谩铺龙树论，盒中虚撚决明丸。

——白居易《眼病二首》

中药故事

古时有一位年过八旬的老翁，眼不花，耳不聋，而且身体轻健。于是有人向他请教长寿秘诀。老翁吟诗回答道："愚翁八十目不瞑，日书蝇头夜点灯。并非生得好眼力，只缘常年饮决明。"

性味归经

苦、甘、咸，微寒。归肝、大肠经。

临床功效

清热明目，润肠通便。

主治病症

肝热目赤肿痛、羞明多泪；风热上攻，头痛目赤；肝肾阴亏，视物昏花，目暗不明；肝阳上亢，头痛眩晕；内热肠燥，大便秘结。

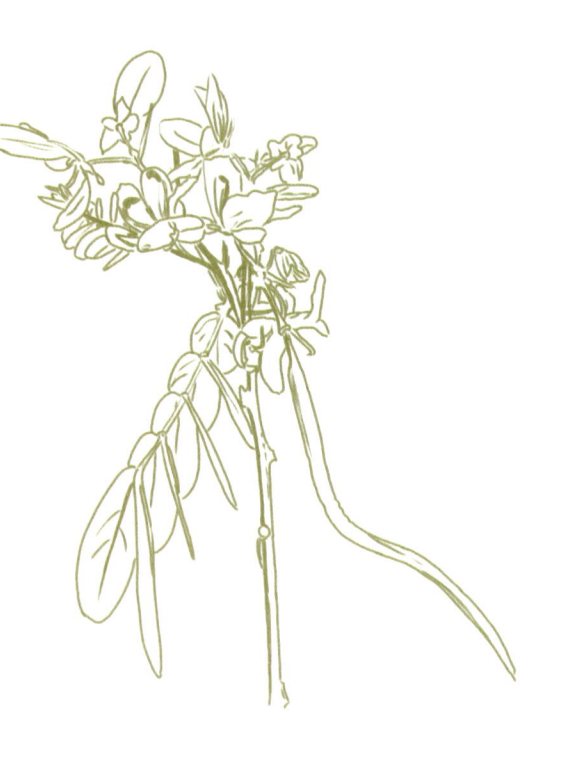

文献选粹

《本草纲目》:"决明子除肝胆风热,淫肤赤白膜,青盲。"

《中华本草》:"清肝益肾,明目,利水通便。主治目赤肿痛,羞明泪多、青盲、雀目、头痛头晕、视物昏暗、肝硬化腹水、小便不利,习惯性便秘。外治肿毒、癣疾。"

《本草求真》:"决明子,除风散热。""凡人目泪不收,眼痛不止,多属风热内淫,以致血不上行,治当即为驱逐。按:此苦能泄热,咸能软坚,甘能补血,力薄气浮,又能升散风邪,故为治目收泪止痛要药。并可作枕以治头风。"

现代研究

决明子是常用中药材之一,具有清热明目、润肠通便之功,用于治疗眼部疾病、便秘、高血压、高脂血症及糖尿病,并有良好的保健功效。现代药理研究可见其含多种活性成分,具有保肝、降血压、降血糖、降血脂、抗菌、抗氧化、抗肿瘤等作用。综合多方研究成果,决明子具有以下突出功效。

1. 抗炎、改善眼部血液循环

决明子以其突出的明目作用而命名,其含有蒽醌类、黄酮类、多糖类、蛋白质等多种抗氧化活性成分,具有抗炎、抗氧化、抗细胞凋亡、维持眼部细胞表面离子平衡、降血糖、降眼压的特性,对春季角膜结膜炎、青光眼、糖尿病视网膜病变及近视等多种眼科疾病具有防治作用。春季角膜结膜炎,多见于儿童和青少年男性,大多发病季节为春秋季,多以眼部奇痒、畏光、流泪、异物感和黏性分泌物等症状为主,临床上可将决明子煎煮后的药液进行热敷或内服,通过决明子药液热敷眼部,可清除局部脂质和促进局部血液循环,改善眼部刺激症状,口服决明子药液可调节脂质代谢,抗炎杀菌,从内外两方面缓解角膜炎、结膜炎的不适症状。

决明子中的决明子多糖有清肝明目、消除自由基、保护视神经的功效。

决明子汤剂可以在不升高眼压情况下，提高视网膜神经纤维层厚度，对青光眼术后视神经功能恢复有积极的影响，临床上也可见决明子能降低糖尿病患者玻璃体视网膜术后高眼压。此外，决明子还能改善视网膜及视神经血液循环，促进水肿吸收，消除眼肌麻痹和视力疲劳，防治糖尿病视网膜病变、近视眼及老花眼。

2. 调节内分泌、降血脂、降血压、改善肥胖

内分泌系统是除神经系统以外的另一重要功能调节系统，能调节人体生长发育和各种代谢活动，对维持人体内环境的平衡与稳定有重要作用。决明子清肝降压，与牛膝、代赭石配伍，常用于高血压属肝热阳亢证患者；与生山楂、葛根合用，能降脂泄浊，用于高脂血症，大便不通或偏干患者；与墨旱莲、黄连同用，能养阴清热，用于糖尿病阴虚有热者。

研究证明，决明子含有蒽醌类、黄酮类、多糖类等多种活性成分，在降血压、降血脂、抗氧化、抗菌消炎、保肝等方面具有显著优势。决明子中蒽醌类等成分具有潜在改善糖尿病症状的作用。决明子还可减轻肥胖，内服决明子结合有氧运动也显示出控制肥胖人士体重、减少体内脂肪的含量、促进脂肪代谢的作用，对于改善青年、中老年人肥胖具有良好的应用前景。

食疗药膳

1. 决明子菊花茶

材料：决明子10～15克，茶叶3克，白菊花5克。

做法：滚开水冲泡以上材料，加盖闷3分钟即可。

用法：代茶适饮，一般可冲泡3～5次。

功效：清肝明目、减脂降压、润肠通便，用于肝风内热所致目赤肿痛、视物昏花、迎风流泪，兼可用于高血压、高脂血症。

2. 决明子饼

材料：决明子50～100g，鸡肝1～2具，盐、葱等调料适量。

做法：洗净鸡肝并去胆，放锅内微炒，研成细末，过筛备用。取决明子与

鸡肝一同捣烂加水和匀，加适量调味料，做成小饼3~5张，上笼蒸熟。

用法：早晚空腹食用1张饼，连食1周。

功效：清补肝肾、明目、解热毒，用于缓解视疲劳、小儿视力减退及夜盲症。

3. 决明子海带汤

材料：决明子10~15克、海带20克。

做法：先将决明子炒至微有香气，取出待冷，锅中加适量水，放入海带、决明子同煮，至海带熟即可。

用法：喝汤吃海带。

功效：清肝明目、润肠通便、利水消肿，用于肝阳上亢、肝风内热所致眼部不适症状，减轻水肿症状，改善高血压、高脂血症。

使用注意

脾胃虚寒及便溏者禁服。儿童、孕妇及哺乳期妇女慎服。

菊花

药物别名

菊、甘菊、金精、金蕊、家菊、甜菊花、药菊。

诗词本草

采菊东篱下,悠然见南山。

——陶渊明《饮酒·其五》

中药故事

相传女娲九十九岁那年,双目突然发红,相继失明。伏羲想起天塌时拯救他和女娲的石狮子,认为石狮子一定有办法治好女娲的眼睛。于是,他面向石狮子留下尸骨的地方——青风岭烧了三炷香,跪下祈祷。石狮子告诉他,只有玉皇后花园的菊花能医治。伏羲便命他的儿子有熊前往。有熊历经千辛万苦,终于在天宫北侧找到并采摘了菊花。然而,他被天宫的杨二郎发现并被抓去见了玉皇。玉皇听后大怒,把有熊抓进天牢。后来,玉皇的大女儿雷姐被有熊的行为和孝心所感动,爱上了这个青年。她和有熊私奔下凡,并带走了菊花。玉皇听闻更是恼怒,想要派人捉拿雷姐和有熊,托塔李天王劝阻了他,并请玉皇成全了雷姐和有熊,但给予他们永世不得再回天宫的惩罚。雷姐在覃怀(今河南沁阳、温县一带)一带种植起了菊花,其治病救人的事迹传为佳话,流传至今。

性味归经

甘、苦,微寒。归肺、肝经。

临床功效

散风清热,平肝明目,清热解毒。

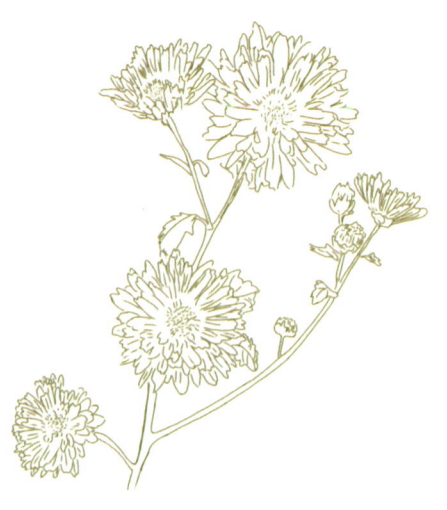

主治病症

用于风热感冒，头痛眩晕，目赤肿痛，眼目昏花，疮痈肿毒。

文献选粹

《神农本草经》："久服，利血气，轻身，耐老延年。"

《本草纲目》："菊花，昔人谓其能除风热，益肝补阴，盖不知其尤多能益金、水二脏也，补水所以制火，益金所以平木，木平则风息，火降则热除，用治诸风头目，其旨深微。"

《银海精微》："菊花，味甘苦，微寒，入肝经，明目，清头风，去目翳，发表。"

现代研究

菊花是常用的药食同源中药，其主要含黄酮类化合物、三萜类化合物、挥发油、有机酸类化合物以及多种微量元素等，具有改善眼部血液循环、抗炎、抗菌、抗细胞凋亡、抗氧化、降血压、降血脂、改善消化功能、免疫调节等药理作用。

1. 改善眼部血液循环、缓解视疲劳、保护视力

菊花的明目作用广为人知，其在改善眼部血液循环、缓解视疲劳以及治疗部分眼病方面展现出了独特的作用。菊花具有促进眼部血液循环的功效，有助于缓解眼部因血液循环不畅而引起的浮肿、黑眼圈、干眼等问题。长时间使用电子设备、阅读或从事精细工作容易导致眼部肌肉紧张和疲劳。菊花中的活性成分黄酮类化合物具有类雄激素效应的作用，可以抑制泪腺细胞凋亡，增加泪液分泌量，减轻眼表干燥程度，从而舒缓眼部肌肉、减轻眼部疲劳感。

菊花中富含的黄酮类化合物，如槲皮素、芹菜素、木犀草素、黄芩素等，通过抗氧化、抗炎、抗细胞凋亡作用保护视网膜色素上皮细胞免于各种损伤，

从而保护视网膜，减缓视力下降。菊花在临床研究中多以复方形式入药，有研究以含菊花方剂对高度近视性黄斑出血患者进行治疗，结果显示其可显著减少患者黄斑出血的吸收时间及出血面积，进而提高视力。菊花也具有一定的抗炎作用，能够减轻眼部炎症引起的红肿、疼痛等症状，其复方制剂及滴眼液在治疗结膜炎、角膜炎等炎症性疾病方面应用广泛。

2. 降血压、降血脂、改善消化功能、免疫调节

菊花中的多酚、黄酮类化合物、挥发性物质等在治疗心血管疾病中有很好的效果。这些成分能够扩张冠状动脉，增加冠状动脉血流量，降低心脏的耗氧量，从而改善心血管系统的功能，达到降血压的目的。菊花中的黄酮类化合物等活性成分能够降低血液中的胆固醇和甘油三酯水平，从而改善血液流变学，降低心脑血管疾病的风险。这些成分还能保护心血管细胞免受自由基的损伤，进一步维护心血管健康。菊花能够促进肠道蠕动，帮助消化食物，预防便秘等消化问题的发生。同时，菊花中的某些成分还能抑制有害细菌的生长，维护肠道菌群的平衡。菊花含有的多糖成分及绿原酸等活性成分能够刺激肠道淋巴细胞分泌出特定的细胞因子，从而提高细胞免疫能力，发挥免疫调节作用。

食疗药膳

1. 菊花茶

材料：干菊花20克，枸杞子10克，红枣3枚。

做法：将适量的干菊花、枸杞子、红枣放入茶杯中，注入沸水，静置片刻即可饮用。可以根据个人口味调整菊花及其他配料的用量和浸泡时间。

功效：疏风散热、清肝明目、平抑肝阳，用于风热感冒、目赤肿痛、干眼、视疲劳、头痛眩晕等。

2. 菊花山楂茶

材料：菊花15克，生山楂20克。

做法：水煎或开水冲泡10分钟后即可饮用。

功效：健脾消食、清热解毒，降血压、降血脂，用于脾虚泄泻、高血压、冠心病、高脂血症和肥胖症等。

3. 菊花猪肝汤

材料：枸杞子15克，鲜菊花60克，鲜猪肝300克，盐、味精少许。

做法：先将鲜猪肝洗净切片，放入热油锅内略煸，加菊花水（鲜菊花用纱布单包加水1 000毫升，大火烧沸15分钟，取出纱布袋即得菊花水，放入枸杞子大火煮沸，15分钟后改用小火），熟时放盐、味精调味。

功效：清肝明目、滋补肝肾、清热解毒、健脾利便，用于肝火上攻所致的目赤肿痛、肝阳上亢所致的头痛眩晕、热毒引起的咽喉肿痛、口腔溃疡等。此外，本品对干眼、视疲劳、血虚萎黄、夜盲、目赤、便秘等症状也有一定的改善作用。

4. 红枣菊花粥

材料：红枣50克，粳米100克，菊花15克，红糖适量。

做法：将红枣、粳米和菊花一同放入锅内，加清水适量，煮粥。待粥煮至浓稠时，放入适量红糖调味食服。

功效：健脾补血、清肝明目，用于气血不足引起的目视不明等症。

使用注意

脾胃虚寒者、阳虚体质者、孕妇、贫血者、过敏体质者等不宜服用。

薄荷

药物别名

苏薄荷、水薄荷、鱼香、银丹草、夜息香、鱼香菜、狗肉香、仁丹草、水益母等。

诗词本草

神农取辛苦,病客爱清新。寂淡花无色,虚凉药有神。烦心侵冰雪,眩目失埃尘。自是芝兰臭,非同草木春。

——彭汝砺《薄荷》

中药故事

相传在南宋时期,抗金名将岳飞率岳家军挥师北上,行至河南新乡地界时,正值三伏酷暑。烈日炙烤下,将士们口干舌燥,精神欠佳。岳飞心中忧思翻涌:若此时遭遇金兵铁骑,恐难抵挡金兵。正在岳飞担忧之际,忽见驿道尽头烟尘微扬,一位老翁带着新乡百姓挑着茶来慰劳士兵。岳飞及将士们饮后顿觉喉舌生津,头目清明,暑气竟似随汗而散。岳飞拊掌称奇,询问老人此茶来由,老人笑着答道是从城北取的水,再加上泉水边生长的薄荷拿来泡茶,这个茶就叫薄荷茶。岳飞很是欣喜,带上几坛子薄荷茶便挥师北上,一路上士兵神清气爽,士气大涨,也大破金兵,薄荷茶也因此出名,成了清热解暑的佳品。

性味归经

辛，凉。归肺、肝经。

临床功效

疏散风热，清利头目，利咽，透疹，疏肝行气。

主治病症

用于风热感冒，风温初起，头痛，目赤，喉痹，口疮，风疹，麻疹，胸胁胀闷。

文献选粹

《本草纲目》："清上化痰，利咽膈，治风热""治目赤、头痛诸症"。
《本草衍义》："治实热，亦能治骨蒸劳热。"
《医学衷中参西录》："又善消毒菌，逐除恶气，一切霍乱痧证，亦为要药。"

现代研究

薄荷气味芳香，常用于烹饪调味，制作饮品和日用品，也是重要的药物。现代研究发现薄荷的化学成分以挥发性混合物、多酚类、萜类、黄酮类、酚酸等为主，具有改善眼部血液循环、抗炎、镇痛、抗菌、抗病毒、抗氧化、抗组胺、保护神经、调控血糖、抗辐射、抗肿瘤、保肝等药理作用。薄荷在实际运用中，具有以下典型功效。

1. 减轻眼部炎症、缓解眼痛、促进眼部血液循环

在中医理论中，薄荷性凉，能够疏散风热，清利头目，对于风热上犯引起的眼部炎症有显著的疗效。现代药理研究证实薄荷发挥抗炎作用的主要成分存在于薄荷挥发油内，其中黄酮类及薄荷醇能够抑制炎症介质的释放，从而减轻炎症反应，对炎症性眼病有明显的治疗作用。同时薄荷脑能够刺激神经末梢，从而减轻眼部疼痛等不良反应。薄荷能够加速眼部血液循环，有助于改善眼部供血和供氧情况，对缓解眼部疲劳、改善视力等具有积极作用。薄荷中的提取物，如薄荷醇、胡椒烯酮等是产生镇痛作用的主要成分，广泛用于角膜炎、角膜溃疡等的止痛治疗。

薄荷，因具有独特的清凉、疏散风热、消炎抗菌等特性，在中医眼科外治法中具有广泛的应用，薄荷可以通过多种方式用于眼部治疗，如薄荷滴眼液、薄荷眼罩、薄荷熏眼等。薄荷冷敷可以收缩血管，减少局部出血和肿胀，减轻眼部充血和疼痛，多用于眼部外伤初期或急性炎症早期，如眼部挫伤后或急性结膜炎、睑腺炎初期；薄荷热敷能促进眼部血液循环，加速新陈代谢，有助于硬结的消散和囊肿的吸收，多用于睑腺炎后期或霰粒肿的治疗。

2. 提神醒脑、止痛、促进消化、抗菌、抗病毒

薄荷中的薄荷醇等成分能够刺激神经中枢，提升精神状态，使人感到清新和振奋，从而提高注意力和警觉性，并且它的某些成分能够影响大脑中的神经递质，如γ-氨基丁酸等，从而起到镇静和放松的作用。薄荷内挥发性物质对中枢神经系统有双向调节作用，少量能兴奋中枢及末梢神经，扩张毛细血管，促进汗腺分泌，大量则产生神经抑制作用。薄荷醇及薄荷酮等成分能够刺激皮肤神经末梢，也可减少重复放电和降低动作电位振幅以抑制神经元兴奋性，阻断浅表背角神经元的自发突触传递，从而产生神经镇痛作用，用于多种疼痛的镇痛治疗。薄荷中薄荷油能够刺激胃黏膜，促进胃液分泌及胃肠蠕动，从而增强消化功能；此外，薄荷油还有松弛平滑肌的作用，在改善肠易激综合征方面有所应用。薄荷具有抗菌、抗病毒的特性，其含有的成分可以抑制多种细菌和病毒的繁殖。比如，薄荷挥发油、薄荷醇及单萜类等化合物有较强的抗菌活

性，且具有一定的协同作用，其通过破坏细菌膜结构、促进细胞凋亡等来抑制细菌的生长繁殖。

食疗药膳

1. 薄荷茶

材料：鲜薄荷叶15克（或干品10克），白糖少许。

做法：将洗净的鲜薄荷叶放入杯内，以80℃热水冲泡，可根据个人口味加入白糖少许，盖闷后冷却即成薄荷凉茶。

功效：清凉解暑、舒缓情绪、提神醒脑，夏日饮用可使通体舒爽，精力平添。

2. 薄荷粥

材料：鲜薄荷30克（或干品15克），粳米100克（或150克），冰糖适量。

做法：将鲜薄荷洗净放锅内加水2碗，用小火煎成1碗，去渣留汤液；粳米以常法煮至粥将成时，倒入薄荷汤液及冰糖少许，续煮至沸滚即可。

功效：疏风散热、促进消化，用于风热感冒、头痛目赤、咽喉肿痛等，并可作为夏季防暑解热的饮料。

3. 薄荷灵芝饮

材料：灵芝2克，干薄荷5克，炒谷芽5克，冰糖适量。

做法：把灵芝、炒谷芽放入锅里加适量水和冰糖煎煮成浓汁；再加入干薄荷煎煮10分钟即成。

功效：补益脾胃、补脑益智，用于夏季烦热、气虚烦劳、心烦不眠、心悸等。

4. 薄荷糕

材料：薄荷叶15克，糯米500克，绿豆500克，白糖25克，桂花一勺。

做法：先将绿豆煮至烂熟，再加入白糖、桂花和切碎的薄荷叶做成馅儿备用；把糯米焖熟，放入盒内晾凉，然后用糯米饭包馅儿，用木槌压扁即成。

功效：疏散风热、清咽利喉，用于风热感冒、眼红肿痛等。

使用注意

脾胃虚寒者、体虚多汗者、孕妇、哺乳期妇女、对本品过敏者、易兴奋者不宜服用。避免长期大量服用。避免久煮久煎。

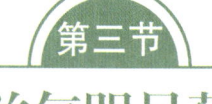

第三节 益气明目药

黄芪、灵芝都是资深的供能"达人",其各自经营的加气站为双眸注满元气,并引来精血,气血协同配合为眼睛的活动提供源源不断的能量,使双眸保持视物清晰。

黄芪

药物别名

戴糁、戴椹、独椹、芰草、绵黄耆、白水耆、赤白耆、木耆、箭芪、口芪等。

诗词本草

白发欹簪羞彩胜，黄耆煮粥荐春盘。

——苏轼《立春日，病中邀安国，仍请率禹功同来。仆虽不能饮，当请成伯主会，某当杖策倚几于其间，观诸公醉笑，以拨滞闷也二首》

中药故事

《旧唐书》记载了一个关于黄芪的故事。常州义兴的许胤宗，在南朝陈新蔡王麾下任职。某日，新蔡王的母亲柳太后患病，无法言语，众多名医均无法治疗。太后病情日益加重，口不能张，药亦难以下咽。许胤宗见状提出："不宜口服药物，应以药气熏蒸。如此药力可渗入肌肤，方能见效。"他随即用黄芪和防风煮成汤药，盛满数十斛，置于床底，药气袅袅如烟。那晚，柳太后便能开口说话。因此，许胤宗被任命为义兴太守。南陈灭亡后，他转而为隋朝效力，担任尚药奉御一职。

性味归经

甘，微温。归脾、肺经。

临床功效

补气升阳，固表止汗，利水消肿，生津养血，行滞通痹，托毒排脓，敛疮生肌。

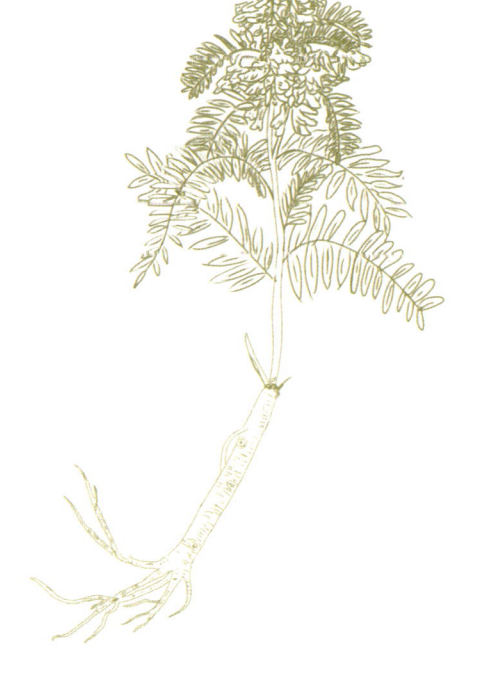

主治病症

用于气虚乏力，食少便溏，中气下陷，久泻脱肛，便血崩漏，表虚自汗，气虚水肿，内热消渴，血虚萎黄，半身不遂，痹痛麻木，痈疽难溃，久溃不敛。

文献选粹

《神农本草经》将黄芪列为上品，谓其"主痈疽久败疮，排脓止痛，大风癞疾，五痔鼠瘘，补虚，小儿百病"。

《本草纲目》："耆，长也，黄耆色黄，为补养之长，故名。今俗作黄芪。"

《本草求真》："黄耆，入肺补气，入表实卫为补气诸药之最，是以有耆之称。"

现代研究

黄芪，被誉为"补药之长""补气圣药"，历来为中医所常用，其根部富含多种活性成分，如黄芪多糖、黄芪皂苷、黄酮类化合物等。这些成分具有显著的抗氧化、抗炎和免疫调节作用，为黄芪在疾病治疗中的应用提供了坚实的理论基础。综合多项研究，黄芪及其活性成分主要有以下作用。

1. 改善视网膜微循环、抗氧化、抗炎、免疫调节

祖国医学认为，黄芪的补气升阳作用能够增强机体气血运行。现代研究发现，黄芪具有显著的改善视网膜微循环、抗氧化、抗炎和免疫调节作用，这些特性使其在眼科疾病的治疗中表现出色。

对于糖尿病视网膜病变的患者，黄芪可提高糖尿病视网膜病变患者的视力，黄芪通过改善该类患者视网膜的微循环，为视网膜提供充足的营养和氧气，有助于改善视网膜缺血、缺氧状态。黄芪中黄芪甲苷可以抑制视网膜神经节细胞和内皮细胞的死亡，促进糖尿病视网膜病变患者视网膜细胞的修复。黄芪的抗氧化作用能够改善糖尿病视网膜病变患者视网膜细胞的氧化应激损伤。

对于干眼、角膜炎的患者，黄芪中含有多种活性成分能够减轻眼部炎症反应，改善眼部微环境，缓解患者眼干、眼痛等症状。

对于重症肌无力等自身免疫性眼部疾病患者，黄芪通过增强免疫力、抗疲劳和抗炎等作用，促进淋巴细胞增殖和分化，提高巨噬细胞活性，维持免疫平衡，有助于缓解病情。此外，黄芪还具有降低眼压、保护视神经的作用，对青光眼等眼科疾病也具有一定的防治效果。对于眼科手术后的患者，处方用药中可酌情选择增加黄芪，例如，在视网膜脱离术后恢复时，重用黄芪补肺脾之气，益气升阳固表，兼利水消肿，帮助视网膜脱离术后恢复。

2. 增强免疫力、抗疲劳、抗衰老、抗肿瘤、保护心脑血管

现代药理学研究表明，黄芪具有增强免疫力、抗疲劳、抗衰老、抗肿瘤、保护心脑血管等多种功效。黄芪提取物富含黄酮类、皂苷类、多糖类等成分，这些成分在调节免疫系统、抗氧化、抗炎等方面发挥着重要作用。例如，黄芪能够增强机体的免疫功能，提高抗病能力，对于预防和治疗感冒、肺炎等呼吸系统疾病具有积极作用。同时，黄芪还具有降血压、降血脂、抗动脉硬化等心血管保护作用，对于预防和治疗心血管疾病具有重要意义。此外，黄芪还有抗肿瘤、抗衰老、抗疲劳等作用。

食疗药膳

1. 黄芪当归煮鸡蛋

材料：鸡蛋2个，黄芪20克，当归20克，红枣5枚，枸杞子、红糖适量。

做法：将鸡蛋煮熟去壳，黄芪、当归、红枣、枸杞子泡水。将泡药材的水、鸡蛋和红糖一起煮，大火煮沸后小火炖20分钟，关火闷1小时，再小火炖30分钟。

用法：在经期前3~4天或经期后一周食用，每日2次。

功效：补血益气、健脾益胃，用于肝肾亏损、脾胃虚弱等证。

2. 黄芪茶

材料：黄芪10~15克，大枣10~15克，枸杞子10克。

做法：黄芪、大枣、枸杞子加水煎煮30分钟，可反复煎泡代茶饮用。

功效：补气升阳、固表止汗、健脾养血，用于小儿脾虚气弱，面色萎黄，疲乏无力，气短汗出等症。

3. 黄芪当归炖鸡汤

材料：土鸡半只，黄芪20克，当归15克，大枣3枚，料酒、盐、姜片、葱适量。

做法：洗净食材，将土鸡、黄芪、当归切块。在锅中加水、姜片和葱，水开后焯烫土鸡去沫，3分钟后洗净。汤锅中加水、料酒、盐，放入土鸡、黄芪、当归、大枣、姜片和葱，大火烧开后小火炖2~3小时。最后撒上枸杞子和葱即可。

功效：补气活血，适用于气血不足等人群。经常食用，具有强身健体、增强免疫力等作用。

使用注意

不宜过量，过量食用黄芪可能导致头晕、胸闷、失眠、皮疹、瘙痒等过敏反应，严重时可引起过敏性休克。

表实邪盛、气滞湿阻、阴虚阳亢、疮痈初起或溃后热毒盛等情况下不宜使用。

灵芝

药物别名

赤芝、红芝、木灵芝、菌灵芝、万年蕈、灵芝草。

诗词本草

灵芝生王地，朱草被洛滨。荣华相晃耀，光采晔若神。

——曹植《灵芝篇》

中药故事

相传，秦始皇听说灵芝是"不死草"，吃后可成仙，便派徐福领着军队四处搜寻，但未找到。东汉王充在《论衡·初禀篇》中云："芝草一年三华，食之令人眉寿庆世，盖仙人之所食。"从此，历代王朝对灵芝狂热追逐，视"灵芝"为神物。

性味归经

甘，平。归心、肺、肝、肾经。

临床功效

补气安神，止咳平喘。

主治病症

用于心神不宁，失眠心悸，肺虚咳喘，虚劳短气，不思饮食。

文献选粹

《神农本草经》中将灵芝分为赤芝、黑芝、青芝、白芝、黄芝和紫芝六类，皆为上品；并详细描述了各类灵芝的药性，指出：赤芝"味苦、平"，主治"胸中结""益心气，补中，增慧智，不忘"；紫芝"味甘温……保神，益精气，坚筋骨……久服轻身，不老，延年"。

《本草纲目》称灵芝"疗虚劳"。

现代研究

灵芝是一种广泛使用的珍贵中药材，其主要含有灵芝多糖、灵芝三萜，以及甾醇、生物碱、氨基酸类、核苷类和脂肪酸类等具有生理活性的化合物，可提高免疫力，并具有抗肿瘤、抗菌、抗炎、抗氧化等药理活性。多方研究结果显示，灵芝具有以下突出的功效。

1. 改善眼底萎缩状态，保护视神经

眼底由视网膜、视网膜上的黄斑部、视神经乳头及纤维、眼底血管等组织构成，而眼底相关组织若发生萎缩可能会导致视力迅速下降，严重的可致盲。眼底萎缩通常与视网膜缺血、年龄相关性黄斑变性、葡萄膜炎、高度近视等因素相关，改善眼底萎缩状态是治疗这些眼部疾病的首要选择，尤其是在中医治疗中，这种方法被广泛应用。（中医认为，眼底萎缩与肝肾亏虚、气血不足等因素密切相关，因此治疗的焦点在于补益肝肾、调理气血，以全面改善身体状况。中药灵芝味甘，性平，归心、肺、肝、肾经，能扶正补虚，帮助气血生化，使五脏六腑之精气上贯于目，从而发挥治疗眼病的效果。因此，灵芝常常用于改善视神经萎缩、视网膜色素变性、高度近视并发眼底退行性病变、视网膜脉络膜萎缩等疾病的眼底萎缩状态。）

灵芝常与枸杞子、葛根等组成药对用以补益肝肾、益气养血、活血通络，用于治疗肝肾不足、精血虚少等导致的视神经萎缩。在以此为基础的精细遣方组药下，一些以肝肾亏虚为主的视神经萎缩患者取得了良效，视力明显提升，眼底状态及全身症状得到了显著改善。视神经萎缩属脾肺气虚者，则用灵芝与党参、龙眼肉等配伍使用；而灵芝与党参、黄芪等药配伍可补气明目，不仅可用于气虚之视神经萎缩，还可用于相似病机导致的视网膜脉络膜萎缩等退行性病变。此外，灵芝同样具有治疗年龄相关性黄斑变性及视网膜色素变性等方面

的潜力。中度年龄相关性黄斑变性患者在每天口服主要含灵芝、花青素及叶黄素的膳食补充剂6个月后，黄斑的功能得到了增强。一些视网膜色素变性患者在服用含灵芝的组方后，视力、视敏度及视网膜电图得到明显改善。

2. 调节免疫力，抗肿瘤、保肝

免疫功能低下可引起机体防御功能降低，导致机体易受病原体侵袭。灵芝多糖能平衡体液和细胞免疫活性，通过多种途径调节机体免疫力。灵芝富含的三萜类化合物、多糖以及甾醇具有较佳的抗肿瘤活性，能抑制包括肝癌、直肠癌、乳腺癌等多种癌细胞的增殖。灵芝在用于癌症的辅助治疗中可降低癌症患者死亡率和治疗后的复发率，对于胃癌和咽喉癌作用效果相对较好。此外，灵芝中三萜类化合物及多糖等活性成分能抗肝纤维化，对多种肝损伤具有预防和治疗的作用。临床研究也证明灵芝可缓解病毒性肝炎患者食欲不振、肝区疼痛症状，使肝功能改善，还可联合阿德福韦酯用于治疗慢性乙型肝炎，使患者临床症状和体征明显改善。

食疗药膳

1. 灵芝当归葛根粉

材料：灵芝200克，当归200克，葛根200克。

做法：以上药物打成细粉。

用法：每次服用1克，每日3次，可直接冲服或调入米糊、豆浆等同食。

功效：补益肝肾、益气养血、活血通络，用于肝肾亏虚所致视神经萎缩、视网膜色素变性等。

2. 灵芝补气饮

材料：灵芝3克，党参5克，龙眼肉5克。

做法：灵芝、党参切成小碎块，连同龙眼肉一起放入锅中，加水适量，以大火煮开，转小火续煮20分钟后关火，即成。

功效：补脾肺气、养血安神，用于脾肺气虚所致视神经萎缩，气血不足所致心悸怔忡、健忘失眠、血色萎黄等。

3. 灵芝乌鸡汤

材料：乌鸡半只，灵芝6克，枸杞子15克，大枣5枚，调料适量（盐、姜、葱、料酒）。

做法：材料洗净，乌鸡、灵芝切块。锅中加水适量，放少许姜及葱，烧开后加入乌鸡焯烫去浮沫，约3分钟后捞出洗净。汤锅中放适量水，倒两汤匙料酒，一茶匙盐搅拌好，放乌鸡、切块的灵芝、大枣，少许姜及葱，用大火烧开后，改小火炖2~3小时。出锅后，撒上枸杞子及少许葱花即可。

功效：补肝益肾、益气明目，适用于肝肾亏虚导致的头晕目眩、眼睛干涩、疲劳、腰膝酸痛、骨质疏松、女子月经量少及妇女缺铁性贫血等。

4. 灵芝元气饮

材料：黄豆50克，大米15克，灵芝3克，白砂糖适量。

做法：黄豆、大米及灵芝洗净，灵芝切碎块，所有食材倒入豆浆机/破壁机中，加入适量的水（约1 000毫升），将机器模式设定好，进入工作状态。待制作完后，按口味加入适量白糖调匀即可。

功效：补肺益气，强壮身体，适用于身体虚弱、体倦神疲、健忘失眠以及老年慢性支气管炎等。

使用注意

感冒、发热者忌服，不宜与茵陈蒿、常山、扁青同用。儿童、孕妇及哺乳期妇女不宜食用。

第四节 养阴明目药

枸杞子、桑椹、覆盆子都是蕴含希望的种子,通过滋养肝肾、补益精血,为眼睛带来蓬勃的生命力,使双眸明亮、润泽。铁皮石斛有着"药界大熊猫"之称,其肥满多汁的茎有着卓越的生津润燥之功,可迅速为干燥的双眸注入水润活力。

枸杞子

药物别名

枸杞果、苟起子、枸杞红实、甜菜子、西枸杞、狗奶子、地骨子、枸茄茄、红耳坠。

诗词草本

六月杞园树树红,宁安药果擅寰中。千钱一斗矜时价,绝胜腴田岁早丰。

——黄恩锡《六月杞园》

中药故事

相传战国时期，秦国境内黄河南岸，香山北麓的平原上，有一青年农夫名叫狗子，娶妻杞氏。狗子被征召去戍卫边疆，多年后归来，发现家乡正闹饥荒，但自己的老母亲和妻子却面色红润，不像其他饥民。询问之下，妻子告诉他，是因为她采集了山间的红果（即枸杞子）来充饥，才使得两人免于饥饿。后来，人们发现这种红果有滋阴补血的功效，于是开始入药，并将其命名为"枸杞子"。

另有，唐代润州有个开元寺，寺里有一口井，井旁长有很多枸杞子，高的有一二丈，其根盘结粗壮，寺里人饮此井水，人人面色红润，至八十而头不白、齿不掉。唐代诗人刘禹锡游览润州开元寺时，听罢老和尚讲述枸杞子井泉的神奇作用后，作诗一首："僧房药树依寒井，井有香泉树有灵。翠黛叶生笼石甃，殷红子熟照铜瓶。枝繁本是仙人杖，根老新成瑞犬形。上品功能甘露味，还知一勺可延龄。"

性味归经

甘，平。归肝、肾经。

临床功效

滋补肝肾，益精明目。

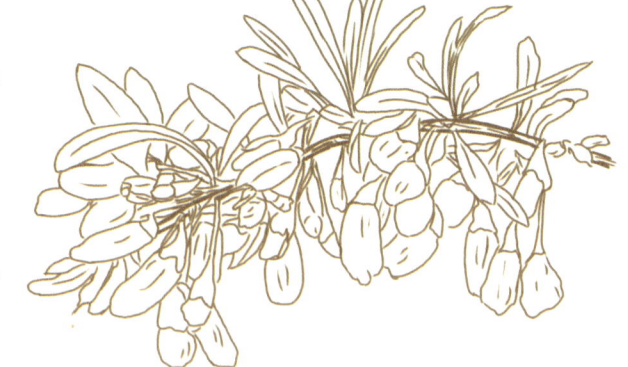

主治病症

目昏不明，虚劳精亏，腰膝酸痛，眩晕耳鸣，阳痿遗精，内热消渴，血虚萎黄。

文献选粹

《神农本草经》:"久服坚筋骨,耐寒暑,轻身不老",并奉为药中上品。

《本草纲目》:"枸杞甘平而润,性滋补""能补肾、润肺、生精、益气"。

《证类本草》:"味甘平,能补益精,诸不足,易颜色、变白,明目,安神,令人长寿。"

现代研究

枸杞子是一种药食同源的天然植物果实,口感佳,颇受欢迎。中医认为枸杞子具有滋补肝肾、益精明目的作用。现代研究发现枸杞子有多种化学成分,包含多糖类、类胡萝卜素、黄酮类、花色苷类等,具有抗视网膜氧化损伤、保护神经、增强免疫力、抗衰老、抗肿瘤、抗疲劳、降糖调脂等药理作用。

1. 防治多种眼病、保护视功能

枸杞子作为明目界的全能王者,在绝大多数养眼护眼的地方都有它的一席之地。临床研究表明,枸杞子具有较佳的视网膜、视神经保护作用,可用于糖尿病视网膜病变、近视、视网膜色素变性、老年性白内障、老年性黄斑变性、干眼等多种眼病的治疗。

枸杞子中发挥明目作用的主要有效成分为枸杞多糖。枸杞多糖是一种天然的抗氧化剂,可有效缓解糖尿病性视网膜病变患者的视网膜氧化损伤,用于糖尿病视网膜病变的防治。枸杞多糖还可以稳定血眼屏障和调节神经免疫,从而达到保护视神经的作用,可用于减缓青光眼患者由于高眼压所造成的视神经损伤。

类胡萝卜素也是枸杞子的活性物质,其中叶黄素和玉米黄质在眼科备受关注,这些物质是构成人眼黄斑色素的主要成分。黄斑位于视网膜中央,是视力最敏感区域，而叶黄素是视网膜黄斑最主要的色素之一，其在人体无法直接合成，需要通过摄取外界食物或其他途径获取。通过食补枸杞子可提高黄斑色素密度、视敏度和对比敏感度，有助于预防或延缓年龄相关性黄斑变性的发展，可降低与黄斑变性有关的眼病风险。

2. 抗衰老、降血压、降血糖、降血脂、增强免疫力

枸杞子富含的枸杞多糖、β胡萝卜素、维生素E、硒及黄酮类等抗氧化物质，有较好的抗氧化作用，可减轻自由基过氧化损伤，从而有助于延缓衰老，延长寿命。枸杞子有抗疲劳、降血压、保肝、降血糖、软化血管、降低血液中胆固醇及甘油三酯水平的作用，对脂肪肝、高血压和糖尿病患者具有一定的疗效。现代研究证实，枸杞子还能提高人体免疫力，在抗肿瘤治疗中能减轻抗癌药物的毒副作用，促进造血功能恢复，对机体产生保护作用。

食疗药膳

1. 枸杞菊花茶

材料：枸杞子3克，干菊花3朵。

做法：将枸杞子、菊花放入杯中，冲入沸水闷泡5分钟，温饮即可。

功效：疏散风热、平肝明目，用于治疗风热感冒、头痛眩晕、目赤肿痛、眼目昏花。

禁忌证：体虚之人不宜多饮。

2. 枸杞子黄芪饮

材料：枸杞子10克，黄芪10克。

做法：黄芪放入锅中，加水适量，以大火煮开，转小火续煮10分钟后关火，加入枸杞子，闷泡5~10分钟即成。

功效：黄芪能补气固表，常用于表虚自汗，枸杞子可气血双补，二者搭配共奏补气固表、滋补肝肾之效。本品适合糖尿病视网膜病变、肝肾精气不足导致的腰酸膝软、记忆力下降、脱发、早衰的人群食用。

3. 枸杞山药粥

材料：枸杞子20克，山药30克，大米100克。

做法：大米淘洗干净，山药洗净去皮切丁（山药表层黏液易引起皮肤过敏，去皮时最好戴上手套），同放锅中，加水适量（可根据自己喜欢的黏稠度，视情况增加清水），大火煮开后转小火，熬制40～50分钟，待熬制成粥时，加入枸杞子后再煮5分钟即成。

功效：补肾益精、养肝明目，适宜肝肾阴亏、腰膝酸软、头晕目眩者。

使用注意

腹泻、发热患者不宜食用。

桑椹

药物别名

桑果、桑枣、文武实、文武果。

诗词本草

黄栗留鸣桑葚美，紫樱桃熟麦风凉。

——欧阳修《再至汝阴三绝》

中药故事

东汉时期，汝南（今河南汝南一带）有个叫蔡顺的人，少年丧父，性情至孝。当时遭遇王莽之乱，年景饥荒，粮食不足。蔡顺就拾桑葚供养母亲，并用两个筐子盛着。一天赤眉军问他为什么用两个筐子。他说黑的熟桑葚是给母亲吃的，红的生桑葚是自己吃的。赤眉军怜悯他的孝顺，送给他大米、牛蹄等食物，让他带回家，以表敬意。这就是二十四孝中有名的"拾葚供亲"。

性味归经

甘、酸，寒。归心、肝、肾经。

临床功效

滋阴补血，生津润燥。

主治病症

津液亏损、内热之目暗耳鸣、消渴便秘；肝肾阴虚之目暗、眩晕、失眠、心悸。

文献选粹

《本草纲目》："桑葚，一名文武实。主治单食，止消渴……利五脏、关节痛、血气，久服不饥，安魂镇神，令人聪明、变白、不老。多收暴干为末，蜜丸日服……捣汁饮，解中酒毒；酿酒服，利水气消肿。"

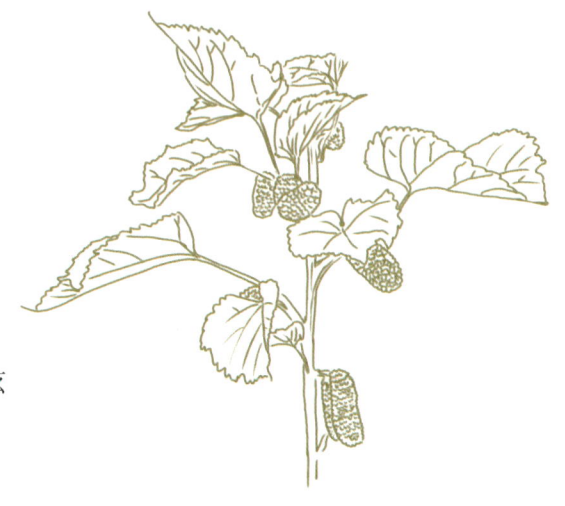

《神农本草经疏》："桑椹者，桑之精华所结也。其味甘，其气寒，其色初丹后紫，味厚于气。合而论之，甘寒益血而除热，其为凉血补血益阴之药无疑矣。消渴由于内热津液不足，生津故止渴。五脏皆属阴，益阴故利五脏。阴不足则关节之血气不通，血生津满，阴气长盛，则不饥而血气自通矣。热退阴生则肝心无火，故魂安而神自清宁，神清则聪明内发，阴复则变白不老。甘寒除热，故解中酒毒。性寒而下行利水，故利水气而消肿。"

《随息居饮食谱》："滋肝肾，充血液，止消渴，利关节，解酒毒，祛风湿，聪耳明目，安魂镇魄。"

《中药大辞典》："补肝益肾，熄风滋液。治肝肾阴亏，消渴便秘，目暗耳鸣，瘰疬，关节不利。"

现代研究

桑椹既可入食，又可入药，在日常生活中较为常见，酿酒、熬膏、代茶饮皆可，被称为"民间圣果"，历代医家对其评价极高。桑椹品种繁多，其中黑桑椹的营养和药用价值较高，富含花青素、维生素、氨基酸、黄酮类、白藜芦醇等物质，有抗炎、提高免疫力、抗衰老、抗氧化、降血压等作用，尤其是针对现代普遍的亚健康问题，桑椹是极好的营养保健品。综合当前研究成果，桑椹具有以下突出功效。

1. 缓解干眼、营养视神经

干眼是目前常见的眼科疾病，临床上以眼部干涩不适、眼红、眼痛等眼部症状为主，严重者会对日常生活及工作造成影响。干眼多是由泪液分泌不足、蒸发过多或成分改变导致泪膜稳定性破坏，从而造成眼部的炎症反应，因此目前干眼的治疗旨在抑制炎症反应和减少炎症因子的合成，而桑椹中含有的白藜芦醇可降低结膜和角膜细胞中炎症因子的分泌，促进细胞的愈合，因此，日常食用桑椹可用于干眼的防治。

视神经是中枢神经系统的重要组成部分之一，能将视网膜接收的信息传递到大脑，是视力形成的重要组成部分。视神经萎缩由多种原因引起，导致视野改变、视力下降甚至失明，是眼科重大疑难疾病之一。除由于颅内肿瘤压迫所致的视神经萎缩须经手术治疗外，视神经萎缩经久不愈者，联合中医药治疗，视觉质量往往能得到一定改善。中医认为肝肾不足、气血失调是导致视神经萎缩的主要病因，治疗上常用补益肝肾的方法。《黄帝内经》认为"肝属木""肝开窍于目"，桑为东方神木，桑性驱风，风去则目明。桑椹为桑之果实，性与桑相近，味酸性寒，色黑入肾，主治目暗耳鸣、视物模糊属肝肾阴虚的目病。桑椹与枸杞子、菊花同用，能治疗干眼，与枸杞子、菟丝子、女贞子等配伍，可用于视神经萎缩的防治。

2. 增强免疫力，改善亚健康

亚健康是指人体处于健康和疾病之间的一种状态，具体表现为个体在身体、心理和社会适应能力等方面出现一定程度的下降，但尚未达到现代医学中疾病的诊断标准。桑椹中的营养物质能增强人体免疫功能，减少心脑血管系统、呼吸系统、消化系统疾病的发生，改善人体亚健康状态。桑椹与山楂同食，可以健脾消积，改善消化不良所致胃痛；与黑豆搭配，可以滋补肝肾，改善腰痛；还能与红枣、枸杞子、糯米等多种食材搭配，滋阴补血，发挥更大的营养保健价值。

研究表明，桑椹及桑椹提取物对高脂血症、糖尿病、高血压具有显著改善作用；能提高机体造血机能，促进造血细胞生长；调节血脂，抗动脉粥样硬化；能调节血糖、肠道菌群，清除自由基，延缓衰老，具有较好的抗炎、抗氧化作用。

食疗药膳

1. 桑椹膏

材料：桑椹250克，蜂蜜100克。

制法：桑椹洗净，放入锅内，加适量水，煎汁，过滤去渣，取汁。加入蜂蜜，小火熬成膏，用密封容器收贮存放。

用法：温开水冲服。

功效：滋养肝肾、补益气血。用于血虚津枯、大便秘结、虚烦口渴、头晕目眩、眼睛干涩者，老年体虚便秘者尤宜。

2. 桑椹茶

材料：桑椹干15克，蜂蜜10克，可适当添加枸杞子、桂圆、玫瑰花、杭白菊或柠檬片。

用法：65~85摄氏度温水冲服。

功效：补益肝肾，养血安神。气血不足，肤色暗黄，脸上长斑，可加枸杞子、桂圆、玫瑰花；焦虑失眠，情绪紧张，可加玫瑰花、杭白菊、柠檬片。

3. 桑椹酒

材料：桑椹100克，白酒1 000克，冰糖20克（可不加），盐。

制法：将桑椹放入清水中，加入少量盐，浸泡10~15分钟，随后清水洗净，捞出沥干水分。使用家用搅拌机将桑椹搅碎，放入洗净的玻璃瓶内，然后倒入白酒，摇匀后用多层纱布密封瓶口，贮存7~15天。

用法：10~20毫升/天。

功效：滋补肝肾，活血通络。用于肝肾不足所致目暗耳鸣、腰膝酸软、须发早白，肠燥阴亏等。

使用注意

脾胃虚寒及便溏者禁服。儿童、孕妇及哺乳期妇女慎服。

覆盆子

药物别名

覆盆、乌藨子、小托盘、山泡等。

诗词本草

茄芝却粒终无术，种得累累也自奇。
满地红珠寻不见，却将一粒上蛾眉。

——徐渭《覆盆子》

中药故事

从前，一位樵夫每日进山砍柴。一日，他因口渴难耐，在山坡上发现一种挂满翠绿果实的奇异植物。果实清香扑鼻，老人尝后，甘甜微酸，解了口渴。老人常受尿频困扰，尤其夜间频繁起夜，吃了这种野果后，尿频症状明显改善，精力充沛。他将这一发现告诉村里人，大家纷纷采摘。这样一传十，十传百，越来越多的人将这种果实作为补肝益肾的药物应用。这种果实由数个小果聚合而成，呈圆锥球形，形似小盆，故被命名为"覆盆子"，并沿用至今。

性味归经

甘，酸，温。归肝、肾、膀胱经。

临床功效

益肾固精缩尿，养肝明目。

主治病症

用于遗精滑精，遗尿尿频，阳痿早泄，目暗昏花。

文献选粹

《神农本草经赞》谓覆盆子："味酸平。主安五脏，益精气，长阴令坚，强志，倍力有子。久服轻身不老。一名覆盆。生平泽。"

《证类本草》曰："主益气轻身，令发不白。"

《日华子本草》："莓子，安五脏，益颜色，养精气，长发，强志，疗中风身热及惊。又有树莓，即覆盆子。"

《神农本草经疏》："主补虚续绝，强阴建阳，悦泽肌肤，安和脏腑。"

《本草便读》："覆盆子，入肾兼酸苦之功，治专固摄；益下有封藏之力，味属甘温。覆盆子，因此子形似覆盆，故名。凡藤蔓之子，皆可并入肝肾。"

现代研究

现代研究表明，覆盆子具有抗氧化、抗炎、降血糖、抗癌、保肝、抗骨质疏松等药理作用，其主要活性成分有多糖类、苷类、酚类、黄酮类等。覆盆子的提取成分或活性物质在治疗疾病方面发挥着重要作用。

1. 抗氧化损伤，保护视神经

青光眼、老年性黄斑变性、白内障以及糖尿病视网膜病变等多种眼部疾病的发生发展与视网膜抗氧化能力密切相关。为了预防或减缓这些眼部疾病的发展，增强体内的抗氧化系统、控制相关风险因素（如高血糖、高眼压等）以及采取健康的生活方式都是至关重要的。现代大量研究报道，覆盆子是优秀的抗氧化剂来源，其含有的多糖、糖蛋白、多酚、黄酮等均具有抗氧化性。研究发现，覆盆子提取物对视网膜神经节细胞的氧化应激损伤有保护作用，能有效抵御氧化应激诱导的视神经节细胞凋亡。同时，其抗氧化能力在实验性急性肝损伤、衰老脑组织中均得到了有效验证。

2. 抗炎、降血糖、抗癌等作用

覆盆子全粉、水提物及含有的苷类、鞣花单宁、鞣花酸等均具有抗炎活性。利用覆盆子提取物可以减轻组织受损和炎症，缓解炎症相关症状。此外，覆盆子含有的原花青素、覆盆子酮和鞣花酸等成分，能增强身体对胰岛素的反应，推动糖分进入细胞，有助于降低血糖水平。此外，覆盆子水提物及其含有的多糖、多酚、鞣花酸等还能抑制癌细胞的增殖和扩散。研究指出，覆盆子提取物中的某些成分显示出防癌和抗癌的潜力，特别是对特定种类的肿瘤细胞生长有抑制效果。

食疗药膳

1. 覆盆子蜂蜜茶

材料：覆盆子干20克，蜂蜜适量。

做法：将覆盆子干放入杯中，加温开水冲泡，稍凉后再加入适量蜂蜜调味。

功效：益肾固精，适用于体质虚弱、易疲劳人群食用。

2. 覆盆子莲子排骨汤

材料：覆盆子5克，莲子10克，猪排骨100～200克，盐适量。

做法：洗净食材，将猪排骨切块、焯水。将全部食材放入砂锅内，炖煮90分钟。最后加少量盐即可。

功效：补益肝肾，明目，适合大多数人群食用。

使用注意

肾虚有火、小便短涩者慎用。

铁皮石斛

药物别名

铁皮兰、耳环石斛、枫斗、黑节草。

诗词本草

蚱蜢髀多节，蜜蜂脾有香。藓痕分碌砎，兰颖聚琳琅。

——洪咨夔《石斛》

中药故事

铁皮石斛主要生长在高山岩石或林中树干上，被称为"石上精灵"。乾隆皇帝喜用铁皮石斛炖汤、泡酒、煮茶等。他80岁寿辰时，在寿宁宫举办千叟宴，用铁皮石斛炖汤宴请2 000多名高龄老人，并恩赐铁皮石斛，希望他们更加长寿。这就是"千叟宴赐石斛"的故事。

性味归经

甘，微寒。归胃、肾经。

临床功效

益胃生津，滋阴清热。

主治病症

主治热病津伤，口干烦渴，胃阴不足，食少干呕，病后虚热不退，阴虚火旺，骨蒸劳热，目暗不明，筋骨痿软。

文献选粹

《神农本草经》："石斛味甘，平。主伤中，除痹，下气，补五脏虚劳羸瘦，强阴，久服厚肠胃，轻身，延年。"

《日华子本草》："石斛治虚损劳弱，壮筋骨，暖水脏，益智，平胃气，逐虚邪。"

《道藏》："铁皮石斛，出入经脉，和调阴阳，解诸症。"

《本草纲目》："主治伤中，除痹下气，补五脏虚劳羸瘦，强阴益精，久服厚肠胃。《本经》补内绝不足，平胃气，长肌肉，逐皮肤邪热痱气，脚膝疼冷痹弱，定志除惊，轻身延年。"

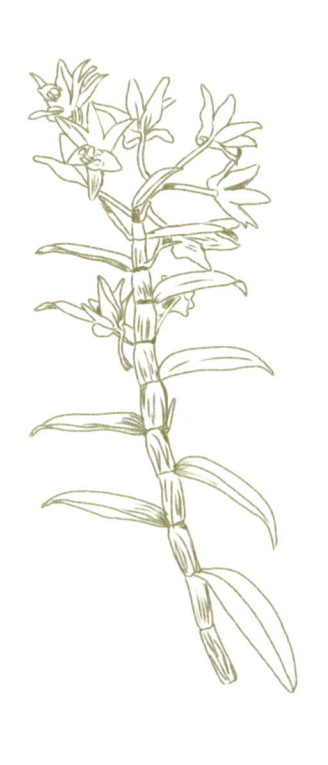

现代研究

自古以来，铁皮石斛作为兰科植物中珍稀名贵的中药材，一直被认为是"九大仙草之首"。本品以强阴补虚见长，含葡萄糖、菊糖、果糖及氨基酸和多种微量元素，可加工成功能性食品；也常用作茶、酒、汤、粥等膳食补充剂。现代研究发现，铁皮石斛主要含多糖、黄酮类、生物碱等功效成分，具有增强免疫力、降血糖、抗病毒、抗氧化、抑制肿瘤细胞生长等多种功效。综合多项研究成果，铁皮石斛具有以下突出功效。

1. 缓解干眼、视疲劳，保护视网膜，防治白内障

由于长时间使用电子设备、长期处于空调环境、眼部化妆等因素，干眼患病人数不断增加，另外，老年人因泪腺功能减退等原因，也是干眼的高发人群。临床上，干眼常使用人工泪液滴进行治疗，但其疗效短暂，难以满足患者需求。现代研究发现，铁皮石斛可上调水通道蛋白的表达、抑制炎症来增加泪液分泌量以及减少炎症反应，从而改善干眼。石斛增加泪液分泌量的实验研究结果恰与中医用石斛治疗干眼机理相合。传统中医理论认为干眼多因肝肾阴虚、肺阴不足、气阴两虚等导致，铁皮石斛具有益胃生津、滋阴清热的功效，可滋补肝肾之阴，促进津液生成，滋养肺部阴液，从而缓解因阴虚火旺引起的干眼。从多个名医名方的临床用药大数据分析呈现的规律来看，石斛是阴虚型干眼的高频率用药，且对中老年人因年龄增长后泪液分泌功能逐渐减弱，泪膜的稳定性逐年下降引起的干眼尤为适宜。亦有干鲜石斛滋阴生津之力不同，而鲜石斛养阴生津之力更强的见解，用鲜石斛联合内服中药以养阴清热法治疗阴虚为主的干眼，临床疗效显著。此外，石斛还可外用，中药内服联合铁皮石斛滴眼液外用治疗白内障术后干眼，增加泪液分泌量和增强泪膜稳定性，减轻泪腺局部炎症。

铁皮石斛亦可保护视网膜、缓解视疲劳。视网膜在视觉信息获取中起着至关重要的作用，视网膜类疾病多由遗传、外伤、炎症、全身疾病等因素造成视网膜感光细胞和视网膜色素上皮细胞数目减少，引起视网膜功能异常，进而损伤视力。铁皮石斛中活性成分具有抑制炎症因子的表达，修复损伤的视网膜细

胞，从而维持视网膜正常结构的功能。视疲劳是当前较为普遍的眼病之一，主要与电视、电脑、手机等视频终端过度使用有关，常见眼部干涩、酸胀，视物模糊甚至视力下降等症状，严重者还会加重干眼，甚至引发其他眼病。缓解视疲劳，除了让双眼得到充分休息，使用滴眼液等方法外，服用含铁皮石斛的中药制剂、茶饮、药膳，亦有一定疗效。

近年来，研究发现石斛属的多个品种，如金钗石斛、叠鞘石斛、霍山石斛等都具有防治白内障的作用。白内障是由遗传、局部营养障碍、外伤或老化等多种原因引起的晶状体的代谢紊乱，从而导致晶状体发生混浊。混浊的晶状体阻碍光线投射到视网膜上，引起视物模糊。目前白内障主要治疗策略是手术和药物治疗，石斛中含生物碱、多糖和石斛酚等活性成分，可改变晶状体蛋白表达，干预晶状体氧化应激途径，改善晶状体混浊过程，在各类白内障的防治中应用前景广阔。

2. 提高免疫力，养颜延年

人体免疫系统是覆盖全身的防卫网络，是机体执行防御功能的重要系统，能有效发现并清除外来异物，保障人体健康。人体免疫力下降时，容易有疲劳乏力等症状。中医认为，脾胃为后天之本，石斛味甘，专补脾胃，能补五脏虚劳，故有提高免疫力、养颜益寿之功效。研究表明，石斛生物碱能抗氧化、抗神经元凋亡、改善心血管疾病及糖尿病、降血糖、增强机体免疫力、抗衰老；含石斛提取物的中药制剂能改善糖尿病及并发症、协助治疗肿瘤、保护肝肾、调节免疫。此外，石斛相关提取物具有抗氧化、晒后修复、美白、延缓衰老、修复皮肤屏障等作用，市场上研发了一系列以石斛为基础的茶饮、药膳及美容美妆用品。

食疗药膳

1. 老参炖石斛

材料：人参（西洋参）、铁皮石斛各5~10克，枣3~5枚，瘦猪肉或去皮鸡肉适量。

制法：上述材料一同放入锅内，加水适量，小火炖1~2小时。

用法：每天服用1~2次。

功效：补气生津、益胃养阴，用于气阴两亏、神疲乏力、虚烦口渴、头晕目眩、眼目昏暗者。

2. 石斛花生粥

材料：鲜铁皮石斛20克左右，花生米适量。

制法：上述材料一同放入锅内，煮熟即可。

用法：当日温服。

功效：养阴润燥、清热生津，用于脾胃阴虚、咽干津少、眼目干涩、肠燥便秘者。

3. 石斛银耳羹

材料：铁皮石斛纯粉适量，干银耳15克，冰糖150克，鸡蛋1个，猪油少许。

制法：干银耳发透后洗净，撕碎放入锅中加适量水，铁皮石斛纯粉温水化开后加入。先大火烧沸后，小火熬3小时，冰糖烊化熬汁，兑入鸡蛋清搅匀后撇去浮沫，将糖汁缓缓冲入银耳锅中。起锅前加少许猪油调味。

功效：养阴润肺、益胃生津，用于咳喘、神经衰弱、心悸神疲、视疲劳等肺脾阴亏者。

使用注意

脾胃虚寒及便溏者少服。

第五节 护眼中成药

四组中成药团队分为了两派,夏桑、龙胆一派以清泄之力见长,主要清上炎之肝火,散多余的风热,减轻双眼因火热之邪侵扰而出现的诸多不适;杞菊、石斛一派有着精湛的滋补力,可填补肝肾亏虚,使双眸持续得到精血的滋养。

夏桑菊颗粒

成药组成

夏枯草、桑叶、野菊花。

历史沿革

夏桑菊的组方根源可追溯至清代温病学家吴鞠通的《温病条辨》中经典名方"桑菊饮",该方以桑叶、菊花为主药,具有辛凉解表、疏风清热的功效,用于治疗风热感冒、咳嗽及瘟疫初起等。嘉庆年间(1796—1820年)江浙地区大旱后疫疠流行,医家王升将"桑菊饮"改良为夏枯草、桑叶、野菊花三味药的方剂,疗效显著,奠定了夏桑菊的雏形。

功效主治

疏风散热，清肝明目，除湿痹，解疮毒。主治风热外束、肝火上炎所致的目赤、发热、头痛、头晕、耳鸣、咽喉肿痛、口干苦、疔疮肿毒等症状。

现代研究

夏桑菊颗粒中以蒙花苷、绿原酸、迷迭香酸等化合物为主要药效成分，其抗炎、抗病毒、抗氧化、降血压等效果明显。

1. 减轻眼部炎症和细胞损伤

现代药理学研究发现，夏桑菊颗粒治疗干眼是通过发挥药效作用最活跃的熊果酸、山奈酚、绿原酸、迷迭香酸、芦丁、蒙花苷这6种化合物来抑制炎症反应和氧化应激，从而减轻眼部炎症和细胞损伤，缓解眼部干涩、痒痛、眼红等症状及体征。

2. 抗病毒、抗炎、降血压

现代研究表明夏桑菊颗粒对于多种病毒具有明显抑制作用，同时还具有抗炎作用，因此对于治疗普通感冒、时行感冒、急性支气管炎、急性咽炎、急性喉炎、疱疹性咽峡炎等属风热犯肺者，均有良好效果。此外，夏桑菊颗粒通过保护血管内皮功能、调控血管平滑肌、维持心脏代偿功能等发挥防治高血压的作用。

用法用量

不同厂家所生产的药物规格不同，请依据药物说明书剂量或遵医嘱服用。

使用注意

1.该药做清凉饮料时，应参照说明书或在医生指导下服用。

2.忌烟、酒及辛辣、生冷、油腻食物。

3.忌与滋补类中药（如人参、黄芪、熟地黄、阿胶等）同时使用。

4.风寒感冒者忌用，其主要症状为怕冷明显，虽有发热但体温升高并不显著、无汗、头痛、鼻塞、流清涕、咽喉痒、咳嗽等。

5.脾胃虚寒，症见腹痛、泄泻者慎用。

6.儿童、年老体弱者、孕妇应在医师指导下服用。

7.患有严重高血压、心脏病、肝病、糖尿病、肾病等慢性病者，以及正在接受其他治疗的患者，应在医生指导下服用。

8.服用3天症状无缓解，应到医院就诊。

9.儿童必须在成人监护下使用。

10.如正在服用其他药品，在使用该药之前应详细咨询医生或药师是否可同时服用。

龙胆泻肝丸

成药组成

龙胆草、生地黄、当归、柴胡、木通、泽泻、车前子、栀子、黄芩、生甘草。

历史沿革

龙胆泻肝丸的组方来源于龙胆泻肝汤。龙胆泻肝汤首见于李东垣的《兰室秘藏》，其弟子罗天益所著《卫生宝鉴》中的龙胆泻肝汤虽然与之同名，但药物组成及主治均有较大差异。至明代医家薛己以《兰室秘藏》龙胆泻肝汤为基础，结合《卫生宝鉴》龙胆泻肝汤，创制九味龙胆泻肝汤。由于历代医家未对龙胆泻肝汤组成和主治作详细的规定与划分，因此在《景岳全书》和《医方集解》中可共看到3首龙胆泻肝汤，并且处方药物组成和主治混乱不明，且两书中对所载龙胆泻肝汤主治方面改动较大。相较于其他书中所载，《医方集解》正方中所记载的龙胆泻肝汤药物组成为龙胆草、黄芩、栀子、泽泻、木通、车前子、当归、生地黄、柴胡、生甘草，主治为"肝胆实火湿热，胁痛耳聋，胆溢口苦，筋痿阴汗，阴肿阴痛，白浊溲血"，药物组成与主治相对应，立法严谨、配伍精当，因此后世方书和当代教材多以《医方集解》所载为主，且影响较为深远。

功效主治

泻肝胆实火，清下焦湿热。肝胆实火上扰，症见头痛目赤，胁痛口苦，耳聋、耳肿；或湿热下注，症见阴肿、阴痒，小便淋浊，妇女湿热带下等。

现代研究

现代药理学研究表明龙胆泻肝汤具有抗炎、抗病毒、免疫调节、镇痛、解热、保肝、利胆、安神、利尿等作用，可用于治疗肝胆实火、湿热下注所引起的多种疾病。

1. 抗炎、抗病毒、免疫调节、治疗眼病

《黄帝内经》中记载"肝开窍于目，目为肝之外候"，眼睛不仅在生理上与肝脏联系紧密，在生理上亦有紧密的联系，肝脏受邪所引起的眼病多由火热之邪所致，治疗应采用清肝泻火法，常选用龙胆泻肝汤治疗。龙胆泻肝汤主要用于治疗肝胆实火所致的葡萄膜炎、单纯疱疹病毒性角膜炎、带状疱疹病毒性角膜炎、睑板腺囊肿及甲状腺相关性眼病等，具有抗炎、抗病毒、免疫调节作用。葡萄膜炎多发于青壮年，严重者影响视力且易致盲，其发病机制常见于感染、自身免疫、氧化损伤、免疫遗传等，龙胆泻肝汤可减少炎症因子的产生和细胞浸润，调节人体的免疫状况，调控葡萄膜炎的发生发展。

角膜炎是常见的眼科疾病，根据病因可分为细菌性和病毒性，临床上治疗因肝胆火热引起的角膜炎时，在基础治疗上联合使用龙胆泻肝汤可明显提高临床疗效：细菌性角膜炎起病急，患者常出现疼痛、畏光、眼部分泌物增加、视力下降等症状，若不及时治疗可出现眼球萎缩、角膜穿孔等严重并发症，临床上龙胆泻肝汤联合抗感染类滴眼液可提高细菌性角膜炎患者疗效，改善患者临床症状，减轻炎症因子水平；病毒性角膜炎常见症状为眼部异物感、疼痛、畏光、流泪、角膜损伤引起的视力下降等，常有反复发作病史，龙胆泻肝汤治疗该病可迅速控制病情进展，减轻症状，快速恢复视力，且痊愈后复发较少。除上述眼病外，龙胆泻肝汤对肝胆湿热和肝胆火炽所致的睑板腺囊肿、甲状腺相关性眼病等疗效亦显著。

2. 抗肿瘤、调节激素紊乱、修复胃黏膜

祖国医学中，足厥阴肝经循行自下往上，经过生殖器、小腹、胃、肝、胆、胸胁、喉咙、耳，最终到达眼睛，因此龙胆泻肝汤除治疗眼病外，对肝胆疾病、胸腹部皮肤病、阴部疾病等属肝经循行部位的疾病均有确切的疗效。如龙胆泻肝汤加减可有效改善原发性肝癌肝动脉栓塞化疗术后患者临床疗效，改善肝功能，降低肿瘤标志物水平，具有较好的治疗效果。龙胆泻肝汤加减可改善肝经湿热型多囊卵巢综合征所引起的月经失调、肥胖等症状，调节性激素紊乱，抑制炎症因子水平，提高临床疗效及患者生活质量。对于湿热内蕴型慢性胃炎，龙胆泻肝汤能清热泻火、利湿解毒，有效缓解该类患者上腹饱胀、隐痛及口苦等症状。

综上所述，龙胆泻肝汤的临床运用，往往不拘于疾病，多强调辨病与辨证结合，因肝胆实火湿热所致的疾病，均可使用龙胆泻肝汤治之。但该方中苦寒之药过多，服用过久易伤脾胃，因此不可大剂量或长期使用，应在医生的指导下服用。

用法用量

该方中成药剂型主要有大蜜丸、水丸、片剂及胶囊。不同剂型服用方法不同，请在医生指导下服用。

使用注意

1.脾胃虚寒者慎用：龙胆泻肝汤清泻火热之力强，若脾胃虚寒者服用可能会出现腹痛腹泻、胃脘胀痛等不适。

2.阳虚寒盛者慎用：阳虚寒盛者，自身会有四肢发冷、怕冷、大便不成形等症状，若仍服用龙胆泻肝丸则会加重上述症状。

3.孕妇、哺乳期妇女、年老体弱者慎用。

4.服用龙胆泻肝丸期间，忌烟、酒及辛辣、生冷、油腻食物。

5.服用龙胆泻肝丸期间，忌与滋补类中药（如人参、黄芪、熟地黄、阿胶等）同时使用。

6.对龙胆泻肝丸中药物成分过敏者禁用，过敏反应主要表现为皮疹、瘙痒等。

7.患有严重高血压、心脏病、肝病、糖尿病、肾病等慢性病者，以及正在服用其他药物的患者，应在医生指导下服用。

8.用药3天症状无缓解者，应到医院就诊。

杞菊地黄丸

成药组成

枸杞子、菊花、熟地黄、酒萸肉、牡丹皮、山药、茯苓、泽泻。

历史沿革

杞菊地黄汤的历史源流可以追溯到清代，最早出自清代医家董西园编撰的《医级宝鉴》。该方是在六味地黄丸的基础上，加入枸杞子和菊花配伍而成。六味地黄丸源自钱乙《小儿药证直诀》，为滋阴补肾的千古名方，而枸杞子和菊花的配伍则历史更为悠久，最早见于东汉《神农本草经》。枸杞子与菊花的组合因其滋补肝肾、益精明目的功效，在中医眼科中被广泛使用，尤其在治疗肝肾阴虚引起的眼病方面。

功效主治

滋肾养肝。主治因肝肾阴亏而致的两眼昏花，视物不明，或眼睛干涩，迎风流泪，眩晕耳鸣。

现代研究

杞菊地黄丸主要用于治疗肝肾不足所引起的各类疾病，临床上症见视力下降、视物模糊、眼睛干涩、头晕目眩、耳鸣健忘、腰膝酸软、口燥咽干等症状的患者亦可服用杞菊地黄丸。

1. 稳定眼表微环境、调控血糖、改善视力

杞菊地黄丸作为经典明目方剂，具有滋养肝肾、养阴生津、补气养血的作用，因此被广泛用于肝肾亏虚所致的多种眼病。杞菊地黄丸治疗干眼是通过减轻角膜上皮损伤以及维持泪膜稳定性、泪腺基础分泌量、保护泪腺细胞而产生作用，临床上与玻璃酸钠同用在改善干眼患者眼部症状方面具有一定的协同作用。三大慢性疾病之一的糖尿病可引起糖尿病视网膜病变，糖尿病视网膜病变中最严重的阶段是增殖性糖尿病视网膜病变，视网膜新生血管的形成是该阶段最为明显的病理特征，病情严重者可发生新生血管性青光眼，从而永久失明。临床上，通常采用抗新生血管作为基础治疗方法，但在此基础上服用杞菊地黄

丸，能够有效提高该类患者的视力、调整血糖水平，起到全身与局部共同治疗的作用。对于视网膜色素变性患者，杞菊地黄丸可改善该类患者的光敏感度。对于近视引起的萎缩性黄斑病变的患者，杞菊地黄丸联合七叶洋地黄双苷滴眼液可有效改善近视患者的视力，提升视物清晰度，同时还可改善患者腰膝酸软、口干咽燥等因肝肾不足所致的症状。

2.抗炎、抗氧化、改善血管收缩功能

临床上常用枸菊地黄丸治疗高血压、失眠、糖尿病等属肝肾不足证的患者。杞菊地黄丸治疗高血压临床疗效显著，具有抗炎、抗氧化和改善血管收缩功能的作用。同时高血压日久可引起肾脏损害，在常规西医控制血压的基础上，内服杞菊地黄丸能改善血管舒缩功能和肾脏血流动力，从而能保护肾功能，延缓肾损害进程，改善预后。对于妊娠高血压的患者服用杞菊地黄丸可有效降低血压水平，纠正异常血清因子水平，降低肝肾功能受损等不良妊娠结局事件发生率。

除上述所举疾病外，现代研究表明杞菊地黄丸对青光眼、飞蚊症、中心性浆液性脉络膜视网膜炎、阴道炎、围绝经期综合征、黄褐斑、失眠等疾病的治疗均有效，是临床多个科室常用的中成药。

用法用量

该方中成药剂型主要见于大蜜丸、水丸。不同剂型服用方法不同，请按照说明书剂量或遵医嘱服用。

使用注意

1.脾胃虚寒者慎用，杞菊地黄丸药性寒凉，对于平素自觉腹部寒冷、大便稀溏者不宜长期服用。

2.感冒发热病人不宜服用。

3.有严重高血压、心脏病、肝病、糖尿病、肾病等慢性病者应在医生指导

下服用。

4.儿童、孕妇、哺乳期妇女应在医生指导下服用。

5.服药4周症状无缓解，应去医院就诊。

6.对本品过敏者禁用，过敏体质者慎用。

7.如正在使用其他药品，使用本品前请咨询医生或药师，避免药物相互作用。

石斛夜光丸

成药组成

石斛、人参、山药、茯苓、甘草、肉苁蓉、枸杞子、菟丝子、生地黄、熟地黄、五味子、天冬、麦冬、苦杏仁、防风、川芎、麸炒枳壳、黄连、牛膝、菊花、盐蒺藜、青葙子、决明子、水牛角浓缩粉、山羊角。辅料为蜂蜜。

历史沿革

石斛夜光丸首见于元代医家沙图穆苏《瑞竹堂经验方·羡补门》："治肾虚血弱，风毒上攻，眼目视物昏花不明，久而渐变内障。常服降心火，益肾水，明目除昏，夜可读细字"，指出服用该药后，眼睛能够变得明亮，甚至能够在夜间看见或辨认周围事物，因此命名为"夜光丸"。元末明初江苏名医倪维德将夜光丸收入《原机启微》，为了更加突出夜光丸在改善视力、治疗眼部疾病方面中的重要作用更名为石斛夜光丸，至此本方成为眼科专用方。中华人民共和国成立后此方被《中华人民共和国药典》收录。

功效主治

滋阴补肾，清肝明目。用于肝肾两亏，阴虚火旺，内障目暗，视物昏花。

现代研究

石斛夜光丸作为眼科专用中成药，其现代研究主要集中在干眼、玻璃体混浊、中心性浆液性脉络膜视网膜疾病、慢性葡萄膜炎、糖尿病视网膜病变、溢泪症等眼科疾病，此外还有一些如足跟痛、神经性头痛、耳鸣耳聋、高血压、更年期综合征等非眼科疾病。

1.改善眼表及眼底血液循环、减少细胞凋亡、抗氧化等

石斛夜光丸具有益肾养肝、填精补血、滋阴清热、活血明目、养阴生津、调和阴阳、濡养眼目等多重功效，具有改善结膜微循环、增加血流速度、抗疲劳等作用，应用于众多眼科疾病。肝肾不足、气阴两虚型的干眼患者口服石斛夜光丸联合人工泪液，可延长泪膜破裂时间、增加泪液分泌量、促进角膜上皮修复，从而改善眼部干涩症状。肝肾亏虚、目络失养型的糖尿病视网膜病变的患者，服用石斛夜光丸加减治疗可改善视力、促进视网膜出血的吸收、减轻黄斑水肿、延缓糖尿病视网膜病变的发生发展。临床观察到老年性白内障患者服用石斛夜光丸后，可提高视力，减轻视物模糊、眼部干涩等症状，通过药理研究发现石斛夜光丸主要通过影响细胞凋亡以及减少细胞氧化反应发挥作用。石斛夜光丸还可以降低眼压、稳定视力、改善视野状况，是治疗晚期青光眼术后的有效药物。还有研究者认为凡是属于肾元损伤、肝肾两亏，兼有火邪，出现头晕目眩、视物模糊、瞳孔散大、眼前黑花、迎风流泪者使用石斛夜光丸均有效果。

2.调整机体抗病能力、增强体质

石斛夜光丸治疗非眼科类疾病的研究多为临床经验总结，多认为石斛夜光丸作为滋补阴阳、平肝熄风之剂，可有效调整机体抗病能力，对延缓衰老、增强体质具有良好的作用，因此对于肝肾虚所致的足跟痛、神经性头痛、耳鸣耳

聋、高血压、更年期综合征等具有较好的疗效。

此外，石斛夜光丸作为补益药物，需服用较长时间方可见效，正如《原机启微》中所说："羡补药也，补上治下，利以缓，利以久，不利以速也。"

用法用量

该方中成药剂型主要有大蜜丸、水丸。不同剂型服用方法不同，请按照说明书剂量或遵医嘱服用。

使用注意

1. 本品含人参，不宜与含藜芦、五灵脂的药物同用。
2. 本品含甘草，不宜与含海藻、大戟、甘遂、芫花的药物同用。
3. 忌烟、酒、辛辣刺激性食物。
4. 孕妇应在医生指导下服用。
5. 脾虚便溏者慎用。
6. 对本品过敏者禁用，过敏体质者慎用。
7. 如正在服用其他药品，使用本品前请咨询医生或药师。

第三章

养眼穴位

在中医的浩瀚智慧里，人体犹如一座精妙绝伦的宝库，而穴位则是其中熠熠生辉的明珠。头面部的腧穴如丝竹空、瞳子髎等，双上肢的腧穴像少泽、合谷等，双下肢的腧穴诸如足三里、三阴交等，它们看似分布于身体各处，实则共同编织起一张呵护眼睛健康的神秘网络。头面部穴位近水楼台，直接作用于眼周经络气血，或疏散风热，或通络明目；双上肢穴位经气传导，犹如远程调控的使者，可调节气血上荣于目，或舒缓眼部疲劳，或改善眼部功能；双下肢穴位则似根基源泉，通过滋养肝肾、调和气血，为眼睛提供源源不断的动力支持，以保持视物清晰、目光炯炯。让我们一同踏上这场探寻之旅，揭开这些不同部位腧穴守护眼睛的神奇面纱，领悟中医经络穴位与眼部健康之间的深邃联系。

第一节

头面部

当我们凝视世界时，双眸背后有着中医穴位的守护。丝竹空、瞳子髎、四白、睛明、攒竹、上睛明、鱼腰、太阳、上明、风池，这些穴位犹如星罗棋布于头面部与颈部的璀璨星座。让我们走进头面部穴位护眼的神秘殿堂。

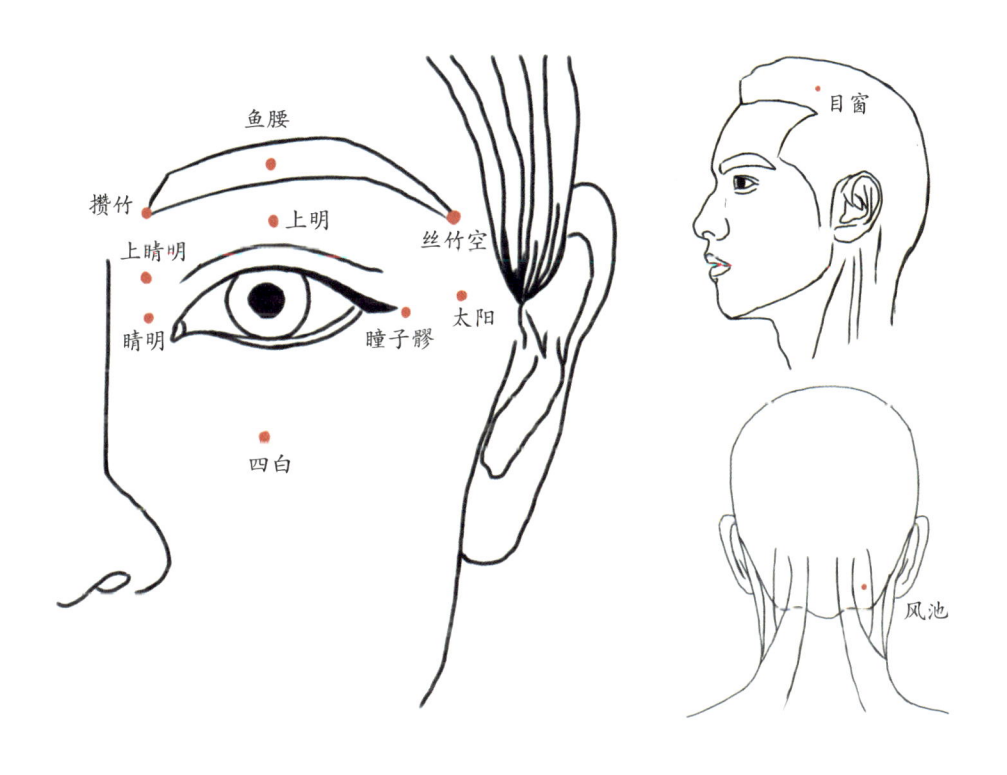

丝竹空

穴名释义

"丝竹",在古代指弦乐器,是八音之一,这里指气血的运行就像声音飘然而至;空,空虚的意思。"丝竹空"的意思是指穴内气血为空虚之状,穴外天部的寒湿水气像天空中的声音飘然而至,汇入穴内。

取穴定位

眉梢凹陷处。

简便取穴法:手指沿眉毛从内向外后推,至眉梢处触及一个凹陷,按压有酸胀感,即在此处取穴。

眼科证治

视物疲劳,眼部干涩,视力下降,眼部红赤。

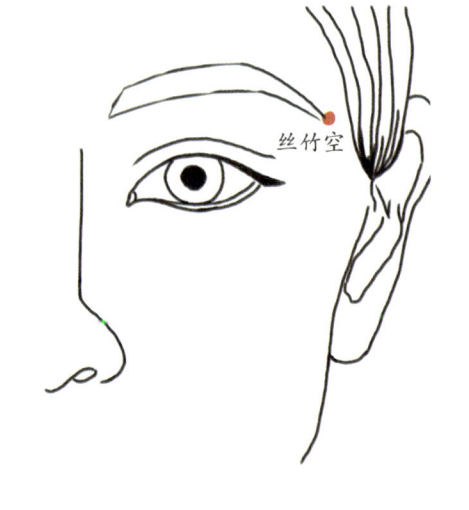

日常应用

丝竹空穴位于眼周,通过对此穴进行按揉,能有效疏通经络,快速缓解眼部因过度劳累而产生的酸胀感,让眼睛重归舒适状态;丝竹空穴归属于手少阳三焦经,因其恰好位于眼周这一特殊位置,刺激该穴位,便可以激发调动三焦经的气血，使其更好地濡养眼周组织。这样一来，眼周得到充分的滋养，眼睛干涩也能得到明显缓解，当眼睛得到充足的滋润，近视的视力也可得到提高。此外，丝竹空穴还具有清火泻热的作用。当双眼出现局部红赤等症状时，刺激丝竹空穴，能有效清除眼部的火热之邪。有研究证明丝竹空穴能促进眼部血液循环，调节眼部紧张性痉挛，从而使睫状肌和晶状体疲劳得到改善，增加泪腺组织的泪液合成和分泌功能，增加泪河高度、延长泪膜破裂时间、降低角膜染色评分，缓和干眼状，能有效改善假性近视的屈光度。同时，有大量临床研究证明刺激丝竹空穴能有效提高近视患者的裸眼视力，能减轻急性结膜炎导致的双眼红赤。

此外，在日常生活中按揉丝竹空穴对偏正头痛、齿痛、神经血管性头痛等头面部疼痛具有缓解的作用。

穴位养生

日常可按摩丝竹空穴。正坐，举双手，四指指尖朝上，掌心向内，用食指或中指的指腹，轻轻按揉丝竹空穴。按揉时力度要适中，避免用力过猛对局部组织造成损伤。可以按照顺时针方向旋转按揉，每次按揉1~3分钟，每天可以进行3~5次。

瞳子髎

穴名释义

"瞳子"，指人体眼珠中的黑色部分，为肾水所主之处，这里指穴内物质为肾水特征的寒湿水气。"髎",孔隙的意思。"瞳子髎"意思是本穴的气血物质汇集头面部的寒湿水气后,从天部冷降至地部,冷降的水滴细小如同从孔隙中散落一样。

取穴定位

目外眦外侧0.5寸[①]凹陷中。

简便取穴:正视前方,在外眼角旁,眶骨外侧缘凹陷处取穴。

瞳子髎

眼科证治

眼部干涩、视力下降、眼部红肿、口眼歪斜、上睑下垂等。

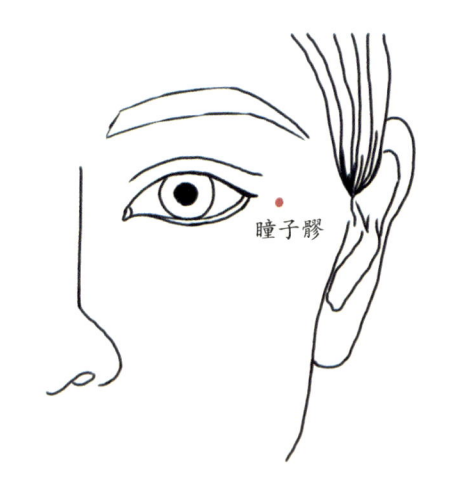

日常应用

瞳子髎穴位于眼周,对诸多眼疾有较好的辅助治疗作用。通过刺激该穴,可有效疏通眼周经络,促进气血畅达眼部,充分发挥滋养功效,缓解双眼干涩,提升视力,升提上眼睑等。现代医学研究证实,按摩瞳子髎穴对睑板腺功能具有积极的调节作用,能促进脂质分泌,改善泪液质量,以缓解双眼干涩;对于近视患者而言,刺激瞳子髎穴还可提升裸眼视力。瞳子髎穴还具有清热、消炎以及驱散风邪之效,可用于缓解眼部红肿、发炎以及风邪引起的口眼歪斜等症。

---

① "寸"指中医同身寸。

穴位养生

日常可按摩瞳子髎穴。端坐，两手屈肘朝上，手肘弯曲、支撑于桌上，五指朝天，掌心向着自己。两手大拇指置于头两侧瞳子髎穴上，两大拇指相对用力垂直按压即可。

四白

穴名释义

"四"为数词，指四面八方，有广阔之意。"白"，甲骨文字形，像日光上下射之形，太阳之明为白，"白"字多与光亮、白色有关，有明亮、光明之意。"四白"是指能够使眼睛清晰、明亮地观察广阔天地的穴位。

取穴定位

眶下孔处。

简便取穴：正坐或仰卧时，双眼向前平视，瞳孔正中央下约2厘米处。

四白

眼科证治

眼酸胀、视力下降、眼睑闭合不全等。

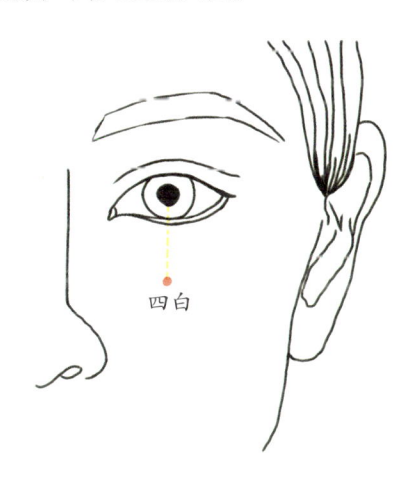

日常应用

四白穴位于眼周，通过对此穴进行按揉，能放松面部肌肉，使气血得以流通，缓解因过度用眼导致的双眼酸胀；四白穴属于足阳明胃经，刺激此穴可调动足阳明胃经气血濡养眼部，提升近视的双眼视力。除此之外，对此穴进行按摩，能疏通经络，缓解面瘫的面部经络阻滞，同时促进气血运行，濡养眼部经筋，改善眼睑闭合不全。研究表明，刺激四白穴能减轻用眼过度引起的双眼酸胀；降低假性近视的屈光度，可使等效球镜度降低；有效地改善高度近视患者的裸眼视力；可增强眼轮匝肌肌力和促进眼周神经恢复。

此外，四白穴位于面部肌肉最为丰富的地方，在日常生活中，通过按揉四白穴促进面部肌肉血液循环，能够加快面部组织新陈代谢的速度，淡化皱纹，防止或改善皮肤松弛，使皮肤红润、光泽、有弹性，具有美容养颜的效果。

穴位养生

日常可按摩四白穴，按揉时，先闭上眼睛，将左右食指放在四白处，再以两手大拇指支撑在下颌骨凹陷处，其余手指一并收拢如握拳状，然后用双手食指指腹分别在四白穴处按揉，旋转按揉一圈为一拍，可每八拍改变一次旋转方向。按揉穴位时，不需要摩擦移动，按揉面积不要太大。

晴明

穴名释义

"睛",指眼睛;照四方曰"明",此处指五脏六腑的精华。古人将双目比喻为日月,天气之晴朗,发生日光,地气之阴精,而化月光,日月如天地之双睛,其光亮依赖于日月之精华。因此,能够汇聚五脏六腑的精华之气,使双眼能明的穴位,称之为"睛明"。

取穴定位

目内眦内上方眶内侧壁凹陷中。

简便取穴:闭目,在目内眦(内眼角)内上方0.1寸的凹陷处即面部内眼角方向靠近鼻根部凹陷的位置取穴。

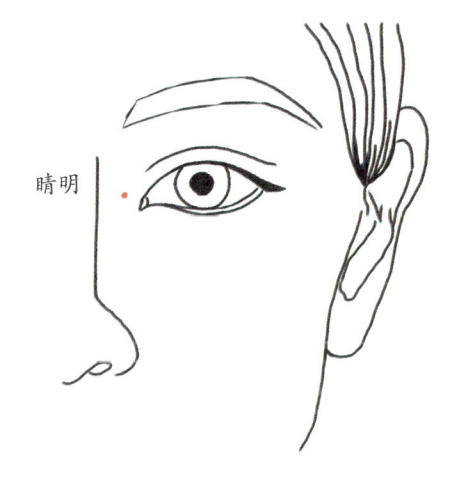

眼科证治

眼酸胀、眼部干涩、视力下降、视野缺损等。

日常应用

睛明穴位于眼周,通过对睛明穴进行按揉,疏通眼周经络,缓解眼睛过度使用引起的酸胀感;睛明穴为足太阳膀胱经之起始穴,本穴外输的膀胱经气血为湿润眼球之液体的重要来源,且足太阳膀胱经与阴跷脉、阳跷脉相会于此，因此刺激本穴可以调动三经气血以濡养眼目，缓解双眼酸胀，提高双眼的视力。有研究证明，刺激睛明穴可以提高干眼患者的泪液分泌量，延长泪膜破裂时间，促进泪膜的稳定性，明显改善干眼状。研究认为通过按摩睛明穴，对于儿童的裸眼视力、调节功能均有改善，对眼轴长度、屈光度有控制作用。大量的临床研究证明刺激睛明穴可以有效地改善近视患者的裸眼视力。刺激睛明穴可增强视觉中枢的生物电活动，改善视神经的传导功能和细胞新陈代谢，促进局部血液循环，使部分功能未完全消失的视神经在一定程度上得以改善和修复，进而提高视功能，改善视野缺损状况，增加平均光敏感度，降低平均缺损值，增加诱发电位振幅。

此外，研究证明刺激睛明穴对缓解失眠与急性腰痛有一定效果。

穴位养生

日常可按摩睛明穴。端正坐姿，双手拇指放于睛明穴，其余四指轻放于额头，拇指指尖由外下向内上画圈按揉。每次按揉1～3分钟，力度柔和、均匀、和缓。

攒竹

穴名释义

"攒"，聚集也。"攒竹"，聚集之竹。眉毛的生长与聚集与竹子相似，该穴在眉头凹陷处，故名攒竹。

取穴定位

眉头凹陷中，额切迹处。
简便取穴法：在眉头内侧按压凹陷处取穴。

眼科证治

视力下降、眼部干涩、上睑下垂、眼睑痉挛。

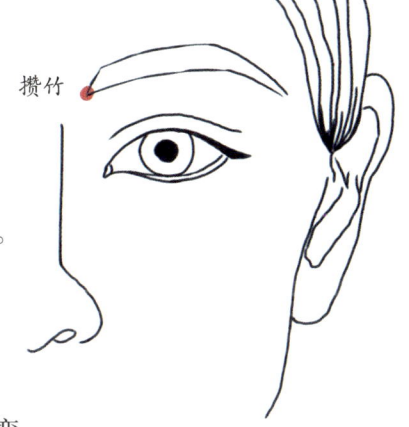

日常应用

攒竹穴位于眼周，通过对攒竹穴进行按揉，可疏通眼周的经络，促进气血濡养眼目，改善视力。攒竹穴归属足太阳膀胱经，刺激此穴可调动足太阳膀胱经气血，滋润眼目，缓和双眼的干涩，通经活络，调动眼周局部气血以升提上眼睑。除此之外，攒竹穴具有驱散风邪的作用，因此按揉攒竹穴能改善因风邪所致的眼睑痉挛。研究表明，刺激攒竹穴能有效提高近视患者的裸眼视力，散瞳前、散瞳后的屈光度，在一定程度上能延缓近视的进展，防控青少年近视；有助于泪液分泌，缓和干涩；纠正失调的神经肌肉功能，改善眼睑痉挛。

此外，攒竹对头痛、膈肌痉挛引起的呃逆有一定效果。

穴位养生

双手食指指腹分别在攒竹穴处按揉，旋转按揉一圈为一拍，可每八拍改变一次旋转方向。按揉穴位时，不需要摩擦移动，按揉面积不要太大。

上睛明

穴名释义

位于睛明穴上方，因此称之为"上睛明"。

取穴定位

睛明穴上方0.2寸。
简便选穴：在面部内眼角方向靠近鼻根部凹陷上0.2寸的位置取穴。

眼科证治

眼轴增长过快、上睑下垂等。

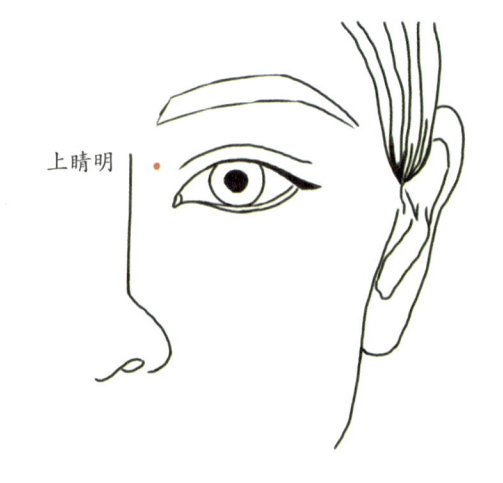

日常应用

上睛明穴位于眼周，通过对上睛明穴进行按揉，能促进气血滋养眼部，减缓近视进展；此外，刺激上睛明穴可疏通眼周经络，使气血运行通畅，进而升提上眼睑。研究表明，刺激上睛明穴一定程度上能修正斜视幅度；模拟人体"上睛明穴"刺激近视模型豚鼠眼周可以抑制豚鼠屈光度的发展，延缓眼轴增长速度，对抑制近视的发展有干预作用；改善动眼神经麻痹，缓和复视以及上睑下垂。

此外，上睛明穴在日常生活中对于改善失眠以及缓解急性腰痛有着积极的作用与帮助。

穴位养生

双手食指指腹分别在上睛明穴处按揉，旋转按揉一圈为一拍，可每八拍改变一次旋转方向。按揉穴位时，不需要摩擦移动，按揉面积不要太大。

鱼腰

穴名释义

眉毛的形状似鱼，本穴位于眉中点，因此取名为"鱼腰"。

取穴定位

瞳孔直上，眉毛中。

简使取穴：在瞳孔直上，眉毛正中取穴。

眼科证治

眼部干涩、视力下降、眼部红肿、眼睑痉挛、上睑下垂等。

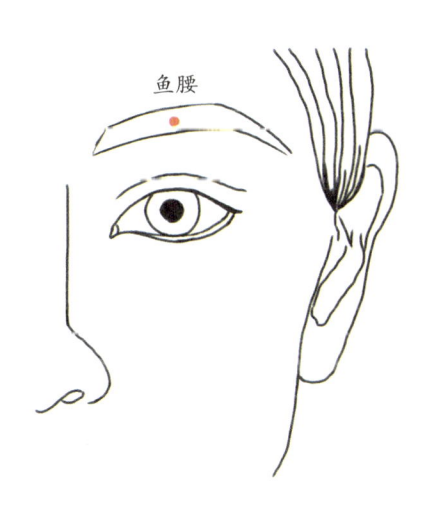

日常应用

鱼腰穴位于眼周，对鱼腰穴进行按揉，可以疏通眼周经络，促进气血能顺畅到达眼部，缓解双眼的干涩；刺激此穴，可以加强气血对眼部的滋养，提升双眼裸眼视力。鱼腰穴具有清热消肿的作用，刺激此穴，能减轻双眼的红肿。鱼腰穴具有驱散风邪的作用，刺激此穴，能驱散侵犯面部的风邪，缓解因风邪导致的眼睑痉挛。按揉鱼腰穴，能促使眼睛局部行气活血，从而升提上眼睑。研究表明，刺激鱼腰穴有助于泪液分泌，缓和干涩，提高近视患者的裸眼视力，减轻麦粒肿所致红肿，改善眼睑肌肉痉挛，也能升提眼睑。

除此之外，鱼腰穴在日常情境下，对于前庭性偏头痛以及顽固性呃逆等状况能够起到一定的缓解作用。

穴位养生

双手食指指腹分别在鱼腰穴处按揉，旋转按揉一圈为一拍，可每八拍改变一次旋转方向。按揉穴位时，不需要摩擦移动，按揉面积不要太大。

太阳

穴名释义

古代"太"和"大"是一个字，而"阳"是"明"的叠韵音转，"太阳"就是特别明亮的意思。

取穴定位

眉梢和目外眦之间，向后约一横指的凹陷处。

简便取穴：找到眉梢与外眼角，二者连线，在向后约一横指的位置，可以触及一个凹陷，在此凹陷中取穴。

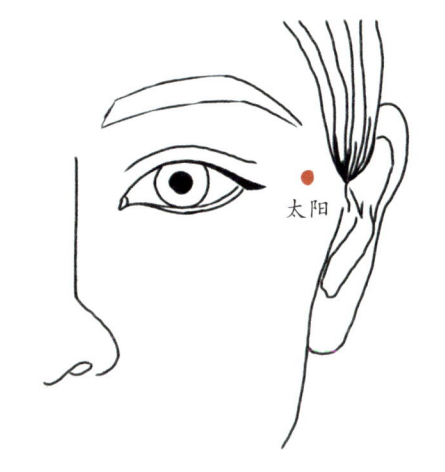

眼科证治

上睑下垂、迎风流泪、眼部红肿等。

日常应用

太阳穴位于眼周，通过对太阳穴进行揉按，可以疏通眼周的经络，促进气血流动，升提上眼睑；刺激太阳穴，可以调动眼周气血，濡养眼目，提高睫状肌调节功能。太阳穴具有驱散风邪的作用，刺激太阳穴，能驱散侵入眼周的风邪，缓解因风邪所致的迎风流泪。除此之外，太阳穴还具有清热消肿的作用，刺激此穴，能减轻眼部的红肿热痛。现代研究表明，刺激太阳穴对展神经麻痹具有一定的效果。研究表明，太阳穴能增强和改善眼睑功能，刺激近视豚鼠双侧太阳穴可明显延缓近视的发展进程，降低近视豚鼠睫状肌组织中相关补体因子的表达，提高睫状肌的生理功能和调节功能，延缓近视发展。

除此之外，刺激太阳穴可缓解头痛（偏头痛、紧张性头痛、外感头痛等），改善面部神经功能，提神醒脑。

穴位养生

双手食指指腹分别在太阳穴处按揉，旋转按揉一圈为一拍，可每八拍改变一次旋转方向。按揉穴位时，不需要摩擦移动，按揉面积不要太大。

上明

穴名释义

本穴位于眼球上方，能主治眼病，使患眼复明，故名"上明"。

取穴定位

在额部，眉弓中点垂线，眶上缘下凹陷中。

简便取穴：睁眼直视，瞳孔直上，在眉毛弯曲中点垂线与眼眶上缘交点的下方取穴。

眼科证治

眼部红肿、视物模糊。

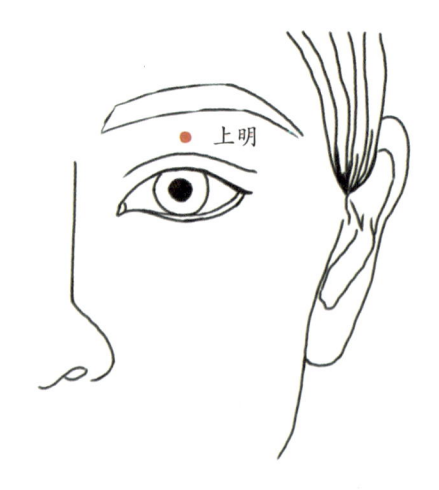

日常应用

上明穴具有疏散风热的作用，刺激此穴，能减轻因风热之邪所致双眼的红肿；上明穴位于眼周，通过对上明穴的按揉，能促进气血流通，进而增强对眼部的滋养，延缓近视的进展。研究表明，上明穴能减轻急性结膜炎的红肿，可以改善眼底血液循环，兴奋视锥细胞、视杆细胞，提高眼肌调节反射，营养眼部神经和肌肉，从而改善视觉功能。

穴位养生

双手食指指腹分别在上明穴处按揉，旋转按揉一圈为一拍，可每八拍改变一次旋转方向。按揉穴位时，不需要摩擦移动，按揉面积不要太大。

风池

穴名释义

"风"，指穴内物质为天部的风气；"池"，即池塘，这里指穴内物质富含水湿。"风池"的意思是指有经气血在此穴位化为阳热风气，然后输散于头颈各部。

取穴定位

在项部，当枕骨之下，与风府（头项正中线，后发际线上1寸处）相平，胸锁乳突肌与斜方肌上端之间的凹陷中。

简便取穴：大拇指、中指自然放到枕骨两边，轻轻地滑动，在后枕部两个明显的凹陷处取穴。

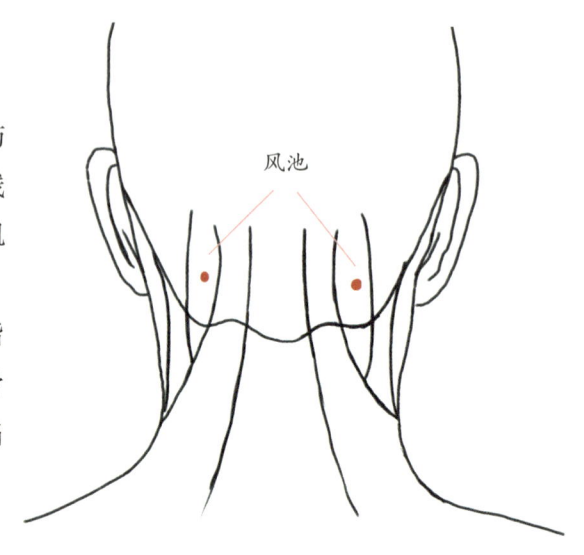

眼科证治

眼部红肿、口眼歪斜、视力下降、视物模糊等。

日常应用

风池穴具有清热的作用，刺激风池穴，可以减轻眼部的红肿。风池穴具有驱散风邪的作用，揉按风池穴能祛除面部的风邪，改善因风邪所致的口眼歪斜。风池穴归属足少阳胆经，刺激风池穴，能调动胆经气血濡养眼部，进而提高裸眼视力；风池穴为足少阳胆经和阳维脉的交会穴，刺激此穴能调动两经气血调和眼目，营养视神经。现代动物实验研究表明，刺激风池穴能上调青光眼模型兔视网膜组织凋亡抑制基因、脑源性神经营养因子的表达，从而保护高眼压损害的视神经。刺激风池穴后局部出现的热感应可以增进血流，从而改善微循环、营养视神经，可使视觉中枢的生物电活动增强，能够提高已受损视神经的再修复能力，长时间的针刺治疗可增强视神经的传导功能，提高视力。

除此之外，日常生活里，风池穴对恶寒、发热、头痛、鼻塞这类外感表证有治疗作用。

穴位养生

按揉风池穴3~5分钟，力度适中，以局部有微微酸胀感为度。

目窗

穴名释义

"目"即眼睛；"窗"通"孔"，窗户、窗牖之意；"目窗"如天之有窗，是眼上通的孔窍，是眼与体内精神相连的通道，使人能视物。

取穴定位

前发际上1.5寸，瞳孔直上。

简便取穴：在前发际上1.5寸（眉心到发际线为3寸，取中间值1.5寸），瞳孔直上的位置取穴。

眼科证治

眼部疼痛等。

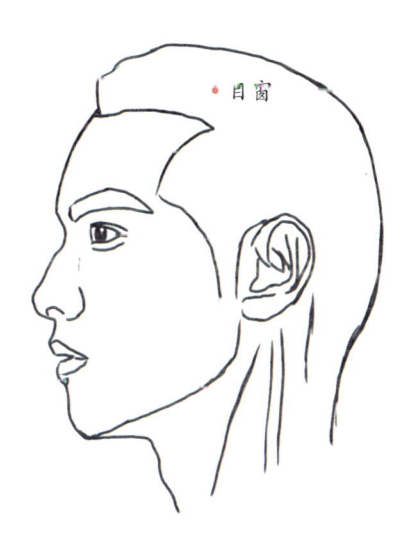

日常应用

目窗穴位于眼周,通过对目窗穴进行按揉,能够疏通眼部经络,促使气血顺畅流通,从而减轻青光眼所致的眼球疼痛。现代研究表明,目窗穴可以降低眼压,且对视神经乳头的血流供应有改善作用,能恢复视神经乳头缺血等微循环障碍引起的青光眼视功能损伤。

除此之外,目窗穴在平日生活中,能够缓解头痛、头昏以及头面浮肿症状,有助于减轻这些头面部位症状所带来的不适与困扰。

穴位养生

艾灸:艾炷灸3~5壮,艾条灸5~10分钟。

按揉:大拇指伸直,以指尖接触穴位并用力下压按揉,有酸胀感为宜。左右两穴可同时或交替按压。每天做3~5次,每次3~5分钟。

第二节 双上肢

在中医经络的神秘版图之上,双上肢犹如一条蕴藏着无数宝藏的经络通道。少泽、合谷、神门、臂臑、列缺、大骨空、小骨空、内关等穴位,恰似镶嵌其中的璀璨星辰。让我们一同踏入这奇妙的双上肢穴位探秘之旅,领略中医穴位文化的博大精深。

第三章 养眼穴位

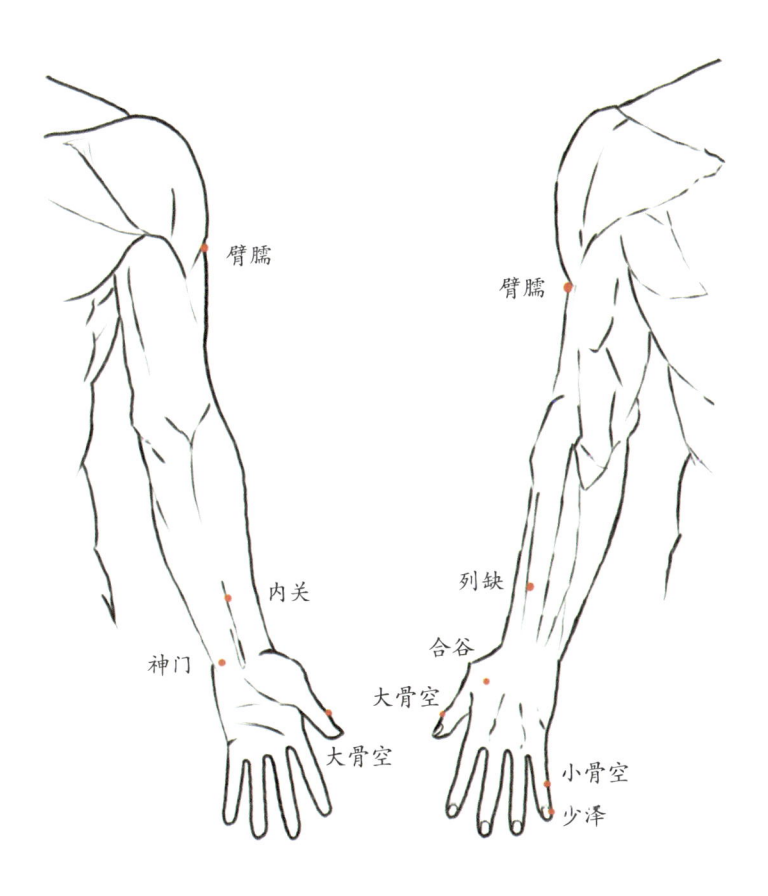

少泽

穴名释义

"少",小也。"泽",水汇聚处。本穴为手太阳小肠经之井穴,经穴脉气始而微小,犹如小泽,故名"少泽"。

取穴定位

小指末节尺侧，指甲根角侧上方0.1寸。

简便取穴：掌心向下，伸直小指，沿小指指甲基底部和尺侧缘各作一直线，在两线相交处取穴。

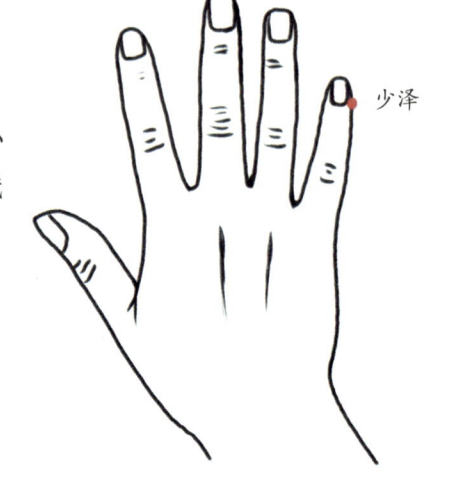

眼科证治

眼部红肿。

日常应用

少泽穴不仅归属手太阳小肠经，还是具有清热作用的井穴，因此按揉少泽穴能减轻眼部的红肿。有研究表明，刺激少泽穴能减轻急性结膜炎导致的双眼红肿。

除此之外，少泽穴对于产后缺乳、乳腺炎、乳腺增生这类状况有特定的助力效果，例如对于乳痈初期乳房肿痛，少泽穴可清泻热毒，疏通乳络。在咳嗽、头痛、尿潴留等内科方面，带状疱疹、皮肤感染等皮肤方面，少泽穴都能发挥其辅助治疗作用。按揉该穴位能有效化解颈项部经络气血的不畅，对落枕起到缓解作用，对于肩背疼痛、关节扭伤等，也具备调节与改善的作用，为身体的健康与不适提供积极的支持与帮助。

穴位养生

揉按少泽穴以身体能耐受的力度为准，揉按至皮肤微红。每侧揉按3~5分钟，每天2次。

合谷

穴名释义

"合",合拢也。"谷",山谷也。穴在第1、2掌骨之间,言二骨相合形如山谷处是穴,故名"合谷"。

取穴定位

第2掌骨桡侧的中点处。

简易取穴法:用一只手的拇指第一个关节横纹,正对另一只手的虎口边,然后拇指屈曲按下,在指尖所指处取穴。

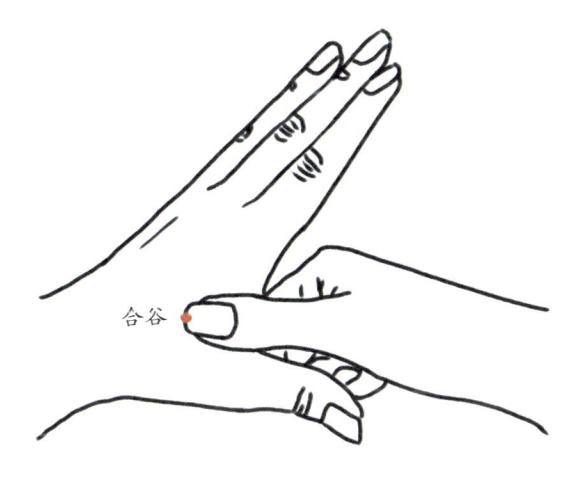

眼科证治

视力下降、眼部红肿、口眼㖞斜。

日常应用

合谷穴归属手阳明大肠经,且为本经经气最充足的原穴,因此通过对合谷穴的按揉可以充分调动手阳明大肠经气血,滋养眼部,进而提高双眼的视力。合谷穴具有清热消肿的作用,刺激此穴可以减轻眼部的红肿。除此之外,合谷穴还具有驱散风邪的作用,刺激此穴可以改善因风邪所致面瘫引起的口眼㖞斜。研究表明，刺激合谷穴能减轻眼睛的红肿疼痛，改善口眼歪斜。动物实验研究表明，刺激近视豚鼠双侧合谷穴可明显延缓近视的发展进程，降低近视豚鼠睫状肌组织中相关补体因子的表达，提高睫状肌的生理功能和调节功能，延缓近视发展。临床研究证明，刺激合谷穴能有效改善近视患者的裸眼视力。

除此之外，日常生活里，合谷穴对恶寒发热、无汗或者汗出过多这类感冒所呈现的表证有一定治疗作用，同时也可通过调节气血运行，舒缓子宫平滑肌，平衡内分泌等以缓解痛经。

穴位养生

点揉法：将自己的拇指立起来，放到合谷穴处，用力点下去，然后用拇指尖按揉。每天做3~5次，每次3~5分钟。

艾灸法：艾炷灸3~7壮，或艾条悬灸10~20分钟。

神门

穴名释义

"神"，心神也，"门"，取门户出入之意，心经的气血津液在此交于体表经脉，且因此处有一个凹陷孔隙与心经经脉相通，心经经脉内水湿强热之气从此处传出，故命名"神门"。

取穴定位

掌侧远端横纹尺侧端，尺侧腕屈肌腱的桡侧缘。

简便取穴：握拳并屈腕，在尺侧腕屈肌腱桡侧缘与腕掌侧远端横纹相交的凹陷处取穴。

眼科证治

视物昏花模糊。

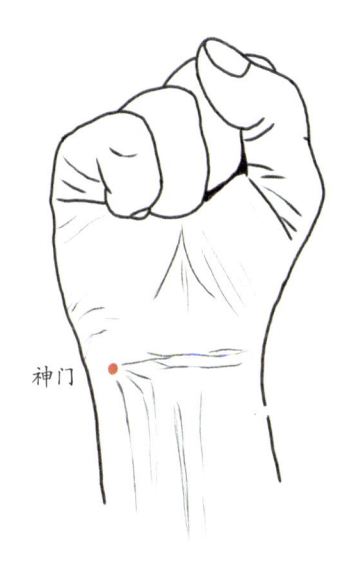

日常应用

神门穴为手少阴心经的原穴，通过对神门穴进行刺激，可以调动心经气血的运行，促使气血濡养眼部，减轻视物昏花。有现代研究表明，针刺神门穴可改善视网膜血氧代谢。

此外，神门穴能调心安神，可缓解失眠、多梦、健忘，还能辅助治疗心悸、心痛等心系病症。

穴位养生

用拇指按压双手上的神门穴约5分钟，每日3次。

臂臑

穴名释义

"臑"，指上臂内侧处。穴在上臂肱骨内侧（桡侧），故名"臂臑"。

取穴定位

在曲池与肩髃连线上，曲池上7寸，三角肌前缘处。

简易取穴法：取穴时屈肘，紧握拳，上肢用力令肌肉紧张，则上臂可见的明显隆起为三角肌，在三角肌下端偏内侧处取穴。

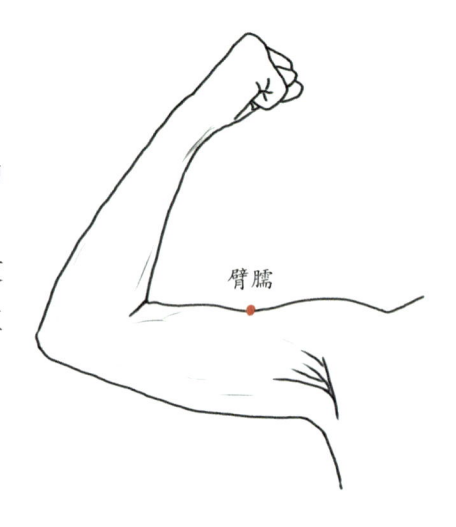

眼科证治

眼部红肿、视物模糊、视野缺损。

日常应用

臂臑穴归属手阳明大肠经，且臂臑穴具有清热的作用，通过对臂臑穴进行揉按，可以缓解双眼的红肿。除此之外，刺激臂臑穴可以促进手阳明大肠经气血流通，进而濡养眼部，改善视功能。现代研究表明，刺激臂臑穴能减轻急性结膜炎的双眼红肿，刺激臂臑穴能促进神经递质和神经营养因子的释放，加强对神经元的保护作用，提高视皮质的兴奋性，改善视功能。

第三章 养眼穴位

除此之外，日常生活中臂臑穴还可以缓解肩臂疼痛，肩关节及周围软组织不适的症状。

穴位养生

按揉法：将自己的拇指立起来，放到臂臑穴处有筋结的部位，用力点下去，然后用拇指尖按揉。每天做3~5次，每次3~5分钟。

艾灸法：艾炷灸3~7壮，或艾条悬灸10~20分钟。

列缺

穴名释义

"列"，位列、行列之义，"缺"，破器也。列缺穴为手太阴肺经络穴，自此分支别走阳明，位于桡骨茎突上方，当肱桡肌腱与拇长展肌腱之间，有如裂隙处，故名"列缺"。

取穴定位

腕掌侧远端横纹上1.5寸，拇短伸肌腱与拇长展肌腱之间，拇长展肌腱沟的凹陷中。

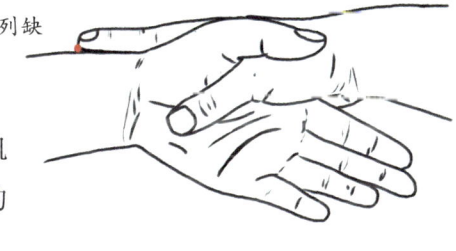

简易取穴法：两手虎口自然垂直交叉，一手食指按在另一手桡骨茎突上，在指尖下触及的凹陷部位取穴。

眼科证治

口眼歪斜。

日常应用

列缺穴为肺之络穴，由此联络循行经过面部的手阳明大肠经，且列缺具有疏散风邪的作用，因此通过对列缺穴进行刺激，能够驱散侵袭面部的风邪，从而改善口眼歪斜。有现代研究证明，列缺对于口眼歪斜的改善有一定作用。

此外，列缺穴对咳嗽、气喘、齿痛有一定缓解作用。。

穴位养生

将自己的拇指立起来，放到列缺穴处，用力点下去，然后用拇指尖按揉。每天做3~5次，每次3~5分钟。

大骨空、小骨空

穴名释义

"大"与"小"相对，分别指大拇指、小拇指；"骨"即骨骼；"空"通"孔"，即孔窍、缝隙；"大骨空""小骨空"分别指两指骨间关节的缝隙。

取穴定位

大骨空：握拳，手掌向心，在大拇指背侧，掌指关节的中点处。

小骨空：握拳，手掌向心，在小指背侧，近侧指间关节中点处。

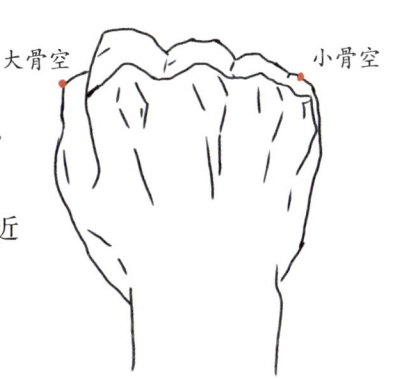

眼科证治

眼部红肿。

日常应用

大骨空、小骨空二穴具有清热的作用，通过对此二穴进行刺激，可以减轻双眼的红肿。现代研究也证明，大骨空、小骨空能减轻急性结膜炎导致的双眼红肿。

除此之外，此二穴在日常中可以刺激骨膜、调节神经、松解筋结，对指骨疼痛、麻木等指骨间关节症状有所改善。

穴位养生

艾灸：艾炷灸3～5壮，艾条灸5～10分钟；操作时配合眼球转动、眨眼，效果更佳。

内关

穴名释义

"内",指内侧,因为穴位居于前臂屈侧面,即内侧面,与外关穴相对,所以称为"内";"关"指出入要地。因本穴擅长治疗内脏病,所以称为"内关"。

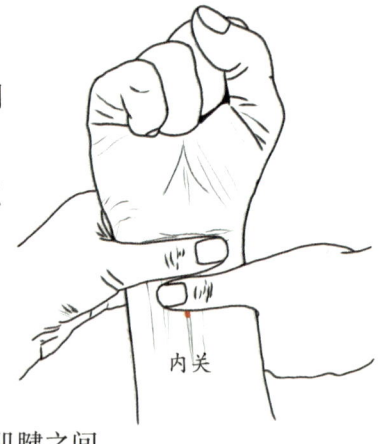

取穴定位

腕掌侧远端横纹上2寸,掌长肌腱和桡侧腕屈肌腱之间。
简便取穴:握拳,中间两肌腱之间,在距腕掌侧远端两拇指宽处取穴。

眼科证治

眼内眦的肿痛、眼部疼痛。

日常应用

内关穴归属手厥阴心包经,通过对内关穴进行按揉,能调畅手厥阴心包经气血运行,同时清泄心火,而眼角在眼科五轮学说中属于心所管辖的区域,所以泄心火能减轻眼内眦的肿痛;刺激内关穴,可宁心安神、理气止痛,调整气血流通,从而缓和青光眼导致的眼部疼痛。

除此之外,刺激内关穴对于痞满、噎膈以及腹痛等消化系统症状有着积极的治疗作用;参与胸痹、失眠与心悸等心系症状的调节与平衡。

穴位养生

按揉：一手拇指指腹紧按另一手内关穴，先向下按，再做按揉动作，两手交替进行。

艾灸：用艾条对内关穴进行悬灸，也可以进行回旋灸或雀啄灸。每次艾灸10分钟左右，以局部皮肤出现潮红，微微发热为宜。

刮痧：用刮痧板从身体的近端往远端刮拭内关穴，可以沿着心包经或者在内关穴局部进行刮拭，刮3～5分钟即可。

第三节 双下肢

在人体的双下肢经络中，隐藏着诸多与眼睛健康息息相关的穴位。足三里、三阴交、光明、照海、涌泉、太冲，它们如同隐匿于下肢的健康密码锁。让我们一起去发现它们如何在幕后默默调控，为我们带来清晰明亮的视界。

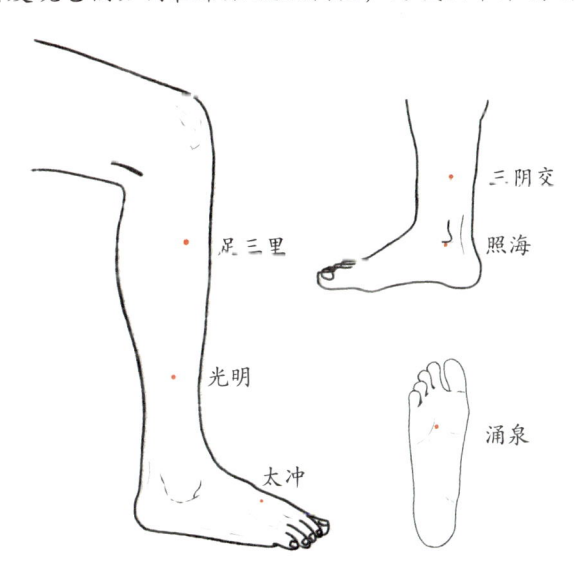

足三里

穴名释义

统治腹部上中下三部诸病，梳理三焦气血，谓之"三里"（古"里"通"理"），以其功用而得名。

取穴定位

在小腿外侧，犊鼻下3寸，犊鼻（在膝部，髌骨与髌韧带外侧凹陷中）与解溪连线上。

简便取穴：正坐屈膝，从胫骨外侧髁下方量4横指（本人食指、中指、无名指和小指并拢的宽度），再在胫骨前缘往外量1横指（本人拇指指间关节的宽度），交点处为足三里。

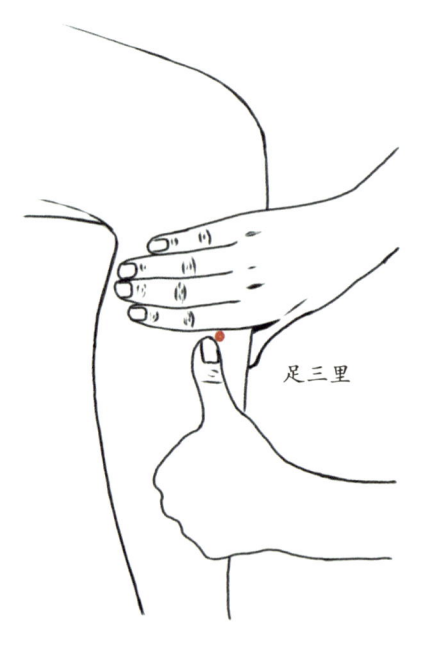

眼科证治

眼睑痉挛。

日常应用

足三里穴归属足阳明胃经，通过对足三里穴进行按揉，可以疏通面部的经络，改善眼睑的痉挛。

除此之外，足三里穴还可在胃痛、腹胀、腹泻、恶心、呕吐等消化系统症状中发挥积极效用，助力消化系统的正常运转与调节。同时，足三里穴还具备提升机体免疫能力的作用，能够益补气血，促进气血在全身的顺畅流通，为身体的整体健康状态提供有力的支持与保障，使身体机能在气血滋养与免疫强化下维持良好的运行态势。

穴位养生

按摩：按摩时，使用适当的力度，以旋转和揉捏的方式按摩足三里，每次按摩时间为5~10分钟。按摩应温和而有节奏，不宜过度刺激。

艾灸：将艾条点燃，并将点燃的一端置于足三里穴正上方3~5厘米处施灸，以局部有灼热感，但无灼痛感为宜。

三阴交

穴名释义

"三"指三条经脉，"阴"指足三阴之经脉，"交"指交会。"三阴交"穴既属足太阴脾经，又为足厥阴肝经、足少阴肾经交会穴，故名"三阴交"。

取穴定位

内踝尖上3寸，胫骨内侧缘后际。

简便取穴：正坐屈膝，用手沿着小腿内侧的骨头（胫骨）往上摸，在足内踝尖（脚内侧面突出的那块骨头）直上3寸（本人食指、中指、无名指和小指并拢的宽度），在胫骨内侧缘后方的凹陷处取穴。

● **眼科证治**

眼部干涩、视力下降。

● **日常应用**

三阴交穴为足三阴经交会穴，可补肝、脾、肾三经气血，按揉三阴交，可以疏通经络，畅通气血，缓和双眼干涩；除此之外，刺激此穴可以加强气血对眼部的滋养，提高双眼视力。有研究证明，刺激三阴交能缓解干涩症状，提高裸眼视力。

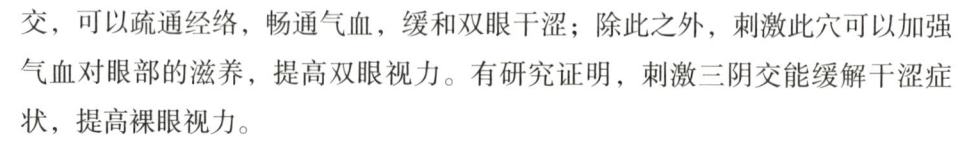

除此之外，三阴交穴在日常中能够调节痛经，当气血瘀滞时，刺激三阴交穴可以活血化瘀，让气血能够顺畅地在子宫内运行，从而减轻疼痛。就像是疏导堵塞的"交通要道"，让"车辆"能够顺利通过，缓解"交通拥堵"。

● **穴位养生**

先用拇指的指尖或者指腹对三阴交穴进行环状按揉3～5分钟，然后将艾条点燃，并将点燃的一端置于三阴交穴正上方3～5厘米处施灸，以局部有灼热感，但无灼痛感为宜。

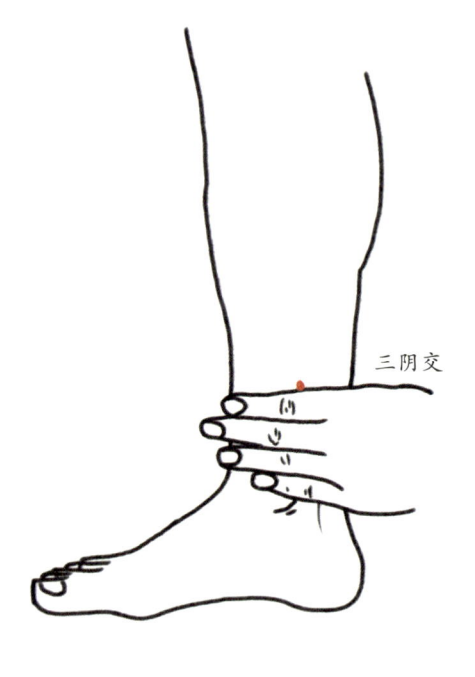

光明

穴名释义

"光明",即明亮的意思。此穴属足少阳胆经,善治眼疾,使之重见光明,因此得名。

取穴定位

外踝尖上5寸,腓骨前缘。

简便取穴:取髌尖至外踝尖连线的中点,中点向下3寸(本人食指、中指、无名指和小指并拢的宽度),在小腿外侧腓骨前缘处取穴。

眼科证治

视物模糊。

日常应用

光明穴归属足少阳胆经,且足厥阴肝经与足少阳胆经相表里,因此通过对光明穴进行按揉,可以调畅肝胆两经的经气,调和气血,促进气血濡养眼部。有现代研究表明,刺激光明穴则可以使视网膜中央动脉扩张,增加血流速度,改善视网膜循环血量,还能引起枕叶等视觉相关大脑皮质的变化,延缓近视。

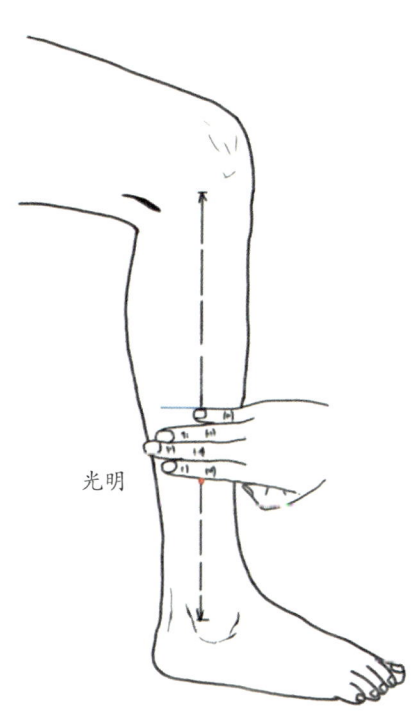

除此之外，光明穴能对腿膝酸痛以及下肢痿痹这类双下肢不适状况发挥治疗作用，对缓解腿膝部位的酸痛感、改善下肢痿软无力及麻痹等情形有所助力，在双下肢的健康维护及相关不适的调节上有着积极的意义与效能。

穴位养生

将点燃的艾条对准光明穴，采用一起一落、忽近忽远的方式施灸，一般每次艾灸10~15分钟，以皮肤温热潮红为宜。

照海

穴名释义

"照"，照射也。"海"，海洋也。"照海"意指肾经经水在此大量蒸发，照亮周身。

取穴定位

内踝尖下1寸，内踝下缘边际凹陷中。

简便取穴：在足内侧由内踝尖（内踝最高点）垂直向下推，在内踝下缘凹陷的地方取穴。

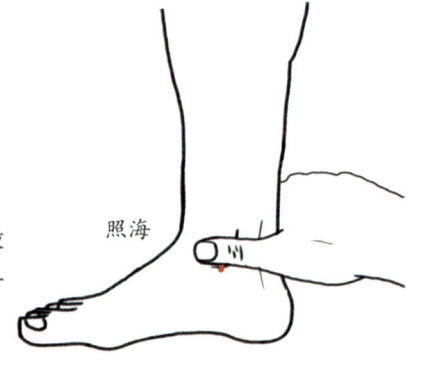

照海

眼科证治

翼状胬肉。

日常应用

照海穴归属足少阴肾经,且为足少阴肾经精气归聚处,刺激此穴可以滋补肾阴,调节五脏平衡而明目润目;照海穴是八脉交会穴之一,通阴跷脉,刺激此穴可以畅通阴跷脉气血,达到活血化瘀去滞的作用。有研究表明,刺激照海穴,可以一定程度消减翼状胬肉。

此外,刺激照海穴可通过调节肾经气血,进而调理月经不调、痛经、带下等妇科疾病。照海穴通阴跷脉,阴跷脉主司下肢运动及眼睑开合,与睡眠密切相关。刺激照海穴可宁心安神,促进睡眠,对于失眠、多梦、惊悸等病症有一定的治疗作用。

穴位养生

按揉:拇指稍用力按揉,以感觉酸胀为度。每次按揉2~5分钟,每天可按揉多次。

艾灸法:将艾条点燃后置于距离穴位皮肤3~5厘米处悬灸,另一手放于穴位旁感觉温度,根据温度调节艾条距离,以温和舒适为度。左右足分别灸2穴,每穴艾灸15~20分钟,每天灸1~2次。

涌泉

穴名释义

"涌",外涌而出也。"泉",泉水也。"涌泉"意思是指肾经之气犹如源泉之水,来源于足下,涌出灌溉周身四肢各处。

取穴定位

屈足卷趾时,足心最凹陷处。

简便取穴:正坐或仰卧,将足底蜷起,足底可呈现出一个明显的人字形纹路,在足底(去趾)前1/3即人字形纹路凹陷处取穴。

涌泉

眼科证治

眼部红肿。

日常应用

涌泉归属足太阴肾经,且为肾经之井穴,具有清火泻热的作用,因此刺激此穴可减轻双眼的红肿。现代研究也证明,刺激涌泉能减轻急性结膜炎导致的眼睛红肿。

刺激涌泉穴可起到滋阴益肾,涵养元阴的作用,对于肾阴不足所致的腰膝酸软,头晕耳鸣,五心烦热等症状,通过按摩或艾灸该穴,可补充肾阴,缓解

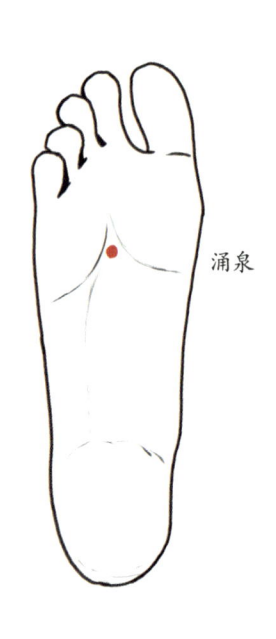

不适。涌泉穴为人体元气之所出，经常刺激该穴可激发人体的正气，增强脏腑功能，提高机体免疫力，起到强身健体，预防疾病的作用。

穴位养生

将双手搓热，用手心按摩涌泉。

太冲

穴名释义

"太"，通"大"，即盛大、重要之意；"冲"，有通道、冲要之意；"太冲"，指重要的通道。

取穴定位

第1、2跖骨间，跖骨底结合部前方凹陷中，或触及动脉搏动。

简便取穴：坐位或仰卧位，足第1、2趾之间缝纹向足背上推，有阻挡感时停止，于凹陷处可感动脉搏动，在所寻的凹陷处取穴。

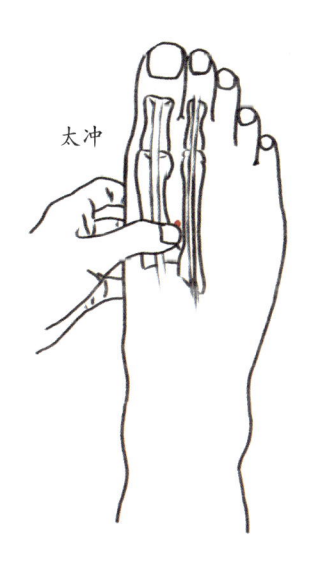

眼科证治

眼部红肿。

日常应用

太冲穴归属连接目系的足厥阴肝经，具有清泄肝火的作用，因此太冲穴可减轻眼睛的红肿。有研究证明，刺激太冲穴能减轻急性结膜炎导致的双眼红肿。

除此之外，太冲穴在日常生活里，对足部与全身的血液循环有着积极的促进功效，能够让气血在足部与周身更为顺畅地运行流动。对于女性在生理期所遭遇的痛经困扰、各类月经病况、受孕困难以及绝经前后出现的一系列复杂症状等妇科相关的各类状况，太冲穴都能深度参与其中并施展其独特作用，助力女性身体机能在这些特殊时期的调适与平衡。在男性健康领域，太冲穴对于阳痿、遗尿等问题也能有所作为，为改善这些男性特定的身体状况贡献力量。此外，太冲穴在情绪调节方面作用显著，针对因焦虑、抑郁、压力过大、失眠以及烦躁易怒等不良情绪所引发的身心失衡，它能够有效介入，帮助舒缓情绪的紧绷状态，恢复心理的平和稳定，使身心重新达至和谐有序的良好状态。

穴位养生

按揉：取坐位，用两手拇指或中指端按同侧足背太冲穴，先点按或以指甲轻掐3~5次，按毕可加揉20~30次。

艾灸：艾炷灸3~5壮，艾条灸5~15分钟。

第四章

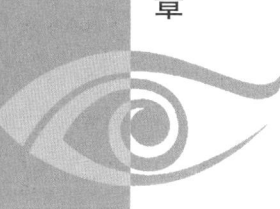

常见眼病防护

人体就像一个开放的自运行系统，通过与自然环境和社会环境的物质、能量以及信息进行交换，在天地大系统中维持着自身的阴阳平衡。在正常状态下，人体的阴阳处于相对平衡的状态，而当正气不足或邪气侵袭或二者兼具时，则可能导致阴阳失调，健康稳态被打破，从而发生疾病。

眼睛作为视觉器官，是机体的一部分，统一于整个机体。当机体过度劳累、挑食节食、焦虑抑郁等使得气血生化无源或损耗过多，又或是年老体弱的功能减退以及先天禀赋不足，最终形成正气偏虚的状态，累及双眼，使之得不到充分的濡养，久而久之，易引发干眼、白内障、青光眼、视神经萎缩等眼病。而当感受风、火、湿等外来邪气，或情志过激、瘀血、痰饮等导致内生邪气，使得邪气偏盛，超过了人体正气的抵御能力，波及了双眼，让其无法正常发挥功能，易引发睑腺炎、结膜炎、角膜炎等眼病。

在前面"眼之五轮"一章中，我们认识了眼睛解剖结构与脏腑的联系，"养眼中药与中成药"和"养眼穴位"两章中了解到中医药养护眼睛的突出应用。接下来，我们进一步糅合精髓，向大家科普眼科常见疾病的临床表现与日常养护，以及中医药特色养眼之法。

请诸位带上"放大镜"和"记录仪"，随我们一道前去探寻各种眼病的特征及养护秘籍！

睑腺炎

眼病概述

睑腺炎，中医病名为针眼，俗称麦粒肿，又名挑针、偷针、土疡等，是一种发生在眼睑腺体的急性化脓性炎症性疾病。睑腺炎为眼科常见病、多发病，青少年、糖尿病患者、抵抗力低下者及不注意眼部卫生者易患此病。

相关知识

睑腺炎是一种急性眼病，病变部位在眼睑，红、肿、热、痛是该病的典型症状。外观上，眼睑隆起一个小包块或硬结，形如麦粒，皮肤发红，触摸有明显压痛。主观上，眼睛胀痛，有异物感，眨眼时疼痛加剧，还可能流泪不止。睑腺炎虽然表现在眼部，但病情严重时，肿大和压痛会波及耳前、颌下淋巴结，甚至可能出现全身怕冷、发热等症状。另外，需要强调的是切记不能挤压包块，以防造成脓毒扩散，出现危重症。

日常养护

1. 合理用眼

控制用眼时间：避免长时间用眼，每次用眼时间不宜超过40分钟，应适当休息或进行眼部放松训练，如闭眼休息、远眺等。保证每天有足够的睡眠时间，减轻眼部负担。

2. 注意卫生

保持眼部清洁卫生，避免接触灰尘、过敏原等。

避免用手揉眼或挤压眼部，以免将手上的细菌带入眼部，导致炎症扩散，加重症状和病情。

3. 调整生活方式

合理饮食、营养饮食：多吃蔬菜、水果等富含维生素的食物，如西红柿、苦瓜、雪梨等，有助于补充营养和促进消化。适量摄入高蛋白质类食物，如鸡蛋、牛肉、鱼肉等，有助于增强体质，促进病情恢复。清淡饮食：忌食辛辣、油腻、刺激性食物，如辣椒、油炸食品等，这些食物可能加重眼部炎症。

避免化妆：尤其是眼部化妆，以防止化妆品中的化学物质刺激眼睛，加重感染。

4. 及时就医

若睑腺炎持续不愈或症状加重，应及时就医检查并接受专业治疗。

中医护眼

1. 中医内治

中药食疗：可以使用具有清热降火、清肝明目功效的中药，如药食两用的蒲公英，可做蒲公英茶、蒲公英玫瑰柠檬茶、蒲公英老鸭汤、蒲公英粥等，有助于缓解眼部症状，保护眼睛。具体做法可参考本书"蒲公英"一节。

2. 中医外治

中药熏洗：使用具有清热解毒、消肿止痛作用的中药进行熏洗，有助于促进局部炎症的消退和吸收，缓解红肿热痛的症状，常用中药为蒲公英、鱼腥草等。具体方法：将上述中药加水煎煮30分钟左右，过滤去渣，得到药液；将药液倒入干净的容器中，让药液蒸气熏眼睛。过程中需保持适当的距离并闭眼；若感觉刺激性太强，可酌加适量开水再熏。每次熏15~20分钟，每天3~4次。注意：出现发热症状、皮肤表面有破损、对熏洗药物过敏、各种出血性疾病者以及妇女妊娠期者禁止熏洗。

湿热外敷：将上述药液用作湿热外敷的材料。具体方法：以清洁棉垫或纱布蘸取上述药液，敷在患处并用胶带固定。温度不宜过高，一般在40~45摄氏度，防止烫伤；若自觉刺激，则及时取下，做好眼部清洁。注意：皮肤表面有破损、并存眼表其他疾病、对外敷药物过敏者以及妇女妊娠期禁止外敷。

结膜炎

眼病概述

结膜炎是一类结膜组织炎性疾病的总称，根据病因不同，可分为暴风客热（细菌性结膜炎）、天行赤眼（病毒性结膜炎）、天行赤眼暴翳（腺病毒性结膜炎）、时复症（免疫性结膜炎）、粟疮、金疳、白涩症等，其中暴风客热、天行赤眼、天行赤眼暴翳具有传染性、流行性。青少年儿童、免疫力低下者、不注意眼部卫生者以及过度用眼者等易患此病。

相关知识

结膜炎根据患病时间长短分为急性与慢性两种。急性结膜炎病程为3周左右，表现为眼痛、眼红、异物感明显、分泌物增多、畏光流泪，急性时传染性较强，需及时就诊。慢性结膜炎病程超过3周，眼睛常有异物感、干涩、痒等症状，眼睑结膜偶有充血，有少量黏液性分泌物，症状时轻时重，反复发作，因此慢性结膜炎患者应更加注重日常养护，保持眼部卫生，避免用手揉眼，防止病毒或细菌滋生。

日常养护

1. 合理用眼

控制用眼时间：避免长时间看书、看电脑或使用手机等电子产品，保证每天有足够的睡眠时间，减轻眼部负担。

避免接触过敏原：若结膜炎由过敏引起，要尽量避免接触过敏原，如花粉、灰尘、动物毛发等。

避免佩戴角膜接触镜：患病期间应避免佩戴隐形眼镜、角膜塑形镜等角膜接触镜，以免加重眼部不适和感染风险。

2. 注意卫生

注意用眼卫生，定期清洁：使用生理盐水或清水定期清洗眼部，去除分泌物和污垢；或可用干净的湿毛巾轻轻擦拭眼睛周围，但需避免直接接触眼球；避免揉眼，眼部不适时，避免用手揉眼，以防加重症状或引发感染。

注意个人清洁：保持双手清洁，勤洗手、勤洗脸；分开使用个人物品，与周围人群需分开使用毛巾、脸盆、枕头等个人物品，以防交叉感染；个人物品应定期消毒，如用开水烫煮或使用消毒液。

3. 调整生活方式

合理饮食：清淡饮食，避免摄入辛辣、刺激性强的食物及浓茶、咖啡等；饮食营养均衡，多吃新鲜蔬菜、水果，多吃富含维生素和矿物质的食物，多吃低脂、低胆固醇的坚果、鱼肉等，有助于提高身体免疫力，促进眼部功能恢复。

佩戴防护用品：在户外活动时，可佩戴太阳镜等眼部防护用品，避免阳光、风、尘等刺激。

4. 及时就医

若病情没有好转或出现加重情况，应及时就医检查并接受专业治疗。

中医护眼

1. 中医内治

中药食疗：可以使用具有清热燥湿、泻火解毒功效的中药如金银花、菊花、鱼腥草等，用于食用或泡茶，如金银花茶、双花饮、金银花粥、银花梨藕汤、菊花茶、菊花山楂茶、菊花猪肝汤、红枣菊花粥、鱼腥草茶、鱼腥草炖雪梨等，有助于减轻眼部症状，保护眼睛健康。具体做法可参考本书"金银花""菊花""鱼腥草"节。

2. 中医外治

中药熏洗：使用具有清热燥湿、泻火解毒功效的中药如金银花、菊花、鱼腥草等进行熏洗，有助于促进眼睛局部炎症的消退和吸收，缓解红肿热痛、眼干的症状。常用的中药包括金银花、菊花、鱼腥草、蒲公英等。具体方法可参见本书"睑腺炎"部分的描述。

角膜炎

眼病概述

角膜炎是一类发生在角膜的炎性疾病的总称，为眼科常见病之一。根据病因不同，中医分为聚星障（单纯疱疹病毒性角膜炎）、凝脂翳（细菌性角膜炎）、湿翳（真菌性角膜炎），各年龄段人群均可发病，但以免疫力较低者、眼部有外伤或感染史者、长期佩戴隐形眼镜者易患此病。部分具有传染性、季节性。

相关知识

角膜炎发生时会有明显的眼红、眼痛、畏光、流泪症状，严重时可影响到视力，是重要的致盲性眼病之一。致盲的原因：一是如果角膜炎病灶位于深层，角膜上会形成瘢痕，如同在角膜上留下"疤"，会影响视力，若病变范围较大，则视力影响更加明显；二是角膜炎如果不及时治疗，病灶会纵向发展，进入深层，影响到虹膜，甚至会发生角膜破溃，眼球塌陷，最终失明。日常生活中当眼睛有异物感或异物进入眼睛时，应立即用清水冲洗，避免用力揉搓眼睛，造成角膜损伤。平素应增强体质，避免感冒及过度疲劳，从而避免角膜炎的发生。

日常养护

1. 合理用眼

减少用眼时间：给眼睛充足的休息时间，避免长时间用眼，如看书、看电视或使用电脑，以免加重眼部负担。

避免佩戴角膜接触镜：在角膜炎治疗期间，避免佩戴隐形眼镜、角膜塑形镜等角膜接触镜，以免加重感染或影响治疗效果。

2. 注意卫生

定期清洁，注意用眼卫生：避免污水入眼，使用温和的眼部清洁产品或生理盐水，定期清洁眼部，去除分泌物和细菌，有助于减轻炎症；避免揉眼，务必避免用手直接揉眼，以减少病原体感染的风险，并防止加重眼部不适。

注意个人清洁：保持双手清洁，勤洗手、勤洗脸；单独使用个人用品：尤其是病毒性角膜炎具有传染性，需避免与他人共用个人用品，如毛巾和洗脸盆，以降低交叉感染的风险。

3. 调整生活方式

合理饮食：均衡营养饮食，多吃富含维生素A、C、E和不饱和脂肪酸的食物，如胡萝卜、菠菜、鸡蛋和鱼类，有助于促进眼部健康。清淡饮食，避免食用过于油腻、辛辣的食物,以免加重眼部炎症;戒烟酒,烟酒可能加重角膜炎症状,应尽量避免。

佩戴防护镜:户外活动时,佩戴防护眼镜可以减少风沙、紫外线等外界因素对眼睛的刺激,有助于保护角膜。

4. 及时就医

若病情没有好转或出现加重情况,应及时就医检查并接受专业治疗。

中医护眼

1. 中医内治

中药食疗:可以食用具有清肝明目、润燥止痛功效的中药薄荷、决明子等,或用于泡茶,如薄荷茶、薄荷粥、薄荷灵芝饮、薄荷糕、决明子菊花茶、决明子粥、决明子饼、决明子海带汤等,有助于减轻眼睛干涩不适、眼痛等症状,减轻角膜炎症,帮助角膜修复。具体做法可参见本书"薄荷""决明子"节。

2. 中医外治

中药熏洗:薄荷煎水熏洗患者眼部以缓解角膜炎引起的眼部疼痛,改善眼部血液循环,从而起到清肝明目、泻火止痛的效果,具体方法同"睑腺炎"部分,慢性缓解期使用中医外治也具有很好的效果。注意:处于活动期角膜炎、对熏洗药物过敏、本身患有眼出血及眼部肿瘤、处于妊娠期的患者禁止熏洗。

中药外敷:可以用薄荷煎水,将所得药液用作湿热外敷的材料,具体方法可参见"睑腺炎"部分的描述。注意:处于活动期角膜炎、对熏洗药物过敏、本身患有眼出血或眼部肿瘤、处于妊娠期的患者禁止外敷。

干眼

眼病概述

干眼，又称角结膜干燥症，中医病名为白涩症、神水将枯等，是临床常见的一种眼表疾病。老年人、女性、长时间用眼者（阅读纸质书籍、使用电子产品等）、长期处于干燥环境者、长期佩戴角膜接触镜者、有眼部手术史者、糖尿病患者、类风湿关节炎患者等均易患此病。干眼病因复杂、影响因素众多，且存在个体差异，其长期管理和日常养护尤为重要。

相关知识

干眼常见症状有眼干、异物感、刺痛、畏光、视物模糊等，根据泪液的情况可分为蒸发过强型干眼和分泌不足型干眼。蒸发过强型干眼，是因为泪液膜上方的脂质层质和（或）量异常而引起泪膜丢失，如睑板腺功能障碍、睑缘炎、视屏终端综合征、眼睑缺损或眼睑其他异常等情况。泪液分泌不足型干眼是因为泪液生成不足和（或）质的异常而引起。中医药治疗干眼，从内外两方面着手，标本兼治，更加具有优势性。内治法的中药口服注重整体身体调理，辨证施治，改善泪膜稳定性，减少复发，外治法中的中药熏蒸或热敷，能刺激泪液分泌，促进局部血液循环，缓解症状。

日常养护

1. 合理用眼

避免长时间用眼：避免长时间连续使用电子产品，如电脑、手机等，通常连续使用超过40分钟应休息10~15分钟；避免过度用眼，如长时间阅读、写作等；同时，保持充足的睡眠有助于眼睛恢复和休息。

多眨眼：眨眼是一种保护性神经反射动作，有助于泪液的分泌和均匀涂抹，保持眼球湿润；建议每分钟眨眼4~5次，或者每隔5~6秒眨一次眼睛，以放松并湿润眼球，但应避免频繁眨眼。

保持正确的姿势：保持适当的用眼姿势，如调整屏幕或桌面高度和角度，使双眼平视或轻度向下注视屏幕或书籍，以减少眼睛疲劳。

选择合适的眼镜：如果需要佩戴眼镜，应选择合适的框架眼镜和合适的眼镜度数。

减少使用角膜接触镜：长时间佩戴隐形眼镜、角膜塑形镜等角膜接触镜可能会使干眼症状加重，因此应尽量减少佩戴时间和次数。

2. 调整生活方式

合理饮食：保持饮食均衡，多吃富含维生素A、B_1、C、E的水果、蔬菜；清淡饮食，避免食用辛辣、油腻、刺激性食物；保持水分充足，多饮水，避免脱水，有助于保持眼睛湿润。

3. 调整环境

增加室内湿度：可以在座位附近放置一杯水或使用加湿器来增加环境湿度。

避免干燥环境：长时间处于干燥环境中会加速泪液的蒸发，因此应尽量避免长时间处于空调房或暖气房中。

避免长期处于灰尘大、空气污浊的环境中：灰尘大、空气污浊可能加重眼睛干涩症状。

4. 及时就医

若病情没有好转或出现加重情况，应及时就医检查并接受专业治疗。

中医护眼

1. 中医内治

中药食疗：中医认为干眼大多与阴虚有一定关系，尤其是肝肾阴虚。桑椹归肝、肾经，能补肝肾、滋阴润燥，对于干眼患者，桑椹可以单独食用或泡水，如桑椹膏、桑椹茶、桑椹酒，也可以与其他中药如石斛、枸杞子、山药、决明子等搭配使用，以增强其滋润眼球的作用。具体做法可参见本书"桑椹"一节。

2. 中医外治

中药熏蒸：使用具有补益肝肾、滋阴润燥的中药进行熏蒸，利用其蒸气熏洗眼部可以促进眼部血液循环、减轻眼表炎症，缓解眼睛干涩、疲劳等症状，同时还可以促进中药有效成分的吸收，常用中药为桑椹、鱼腥草。具体方法可参见本书"睑腺炎"部分的描述。注意：对熏洗所用药物过敏、有严重炎症及有眼底出血倾向、处于妊娠期的患者禁止熏洗。

中药外敷：上述中药煎水后，可以用温热的湿毛巾热敷在眼球上，能够促进油脂分泌，保持眼球湿润，缓解眼睛干涩。具体方法可参见本书"睑腺炎"部分的描述。注意：对外敷药物过敏、有严重炎症及有眼底出血倾向、处于妇女妊娠期的患者禁止外敷。

蒸汽眼罩：市面上有多种添加了桑椹、石斛等中药的加热蒸汽眼罩可供选择，将加温后的蒸汽眼罩覆盖于闭合的双眼上，每次使用15～20分钟，每天1～2次。注意：对相关中药过敏的患者禁止熏蒸。

穴位按摩：有研究证明，选取攒竹、丝竹空、鱼腰、睛明、太阳、三阴交、太冲、合谷对干眼患者进行穴位按摩，总有效率为95.24%。根据现代研究及临床经验，推荐选取攒竹、丝竹空、鱼腰、睛明、太阳、四白、风池进行穴位按摩。取仰卧位，用大拇指顺时针按揉攒竹、丝竹空和鱼腰；拇指与食指指腹同时点按两侧睛明穴；双手大拇指指腹按揉太阳、四白、风池，以穴位有酸、胀、麻等感觉为佳。整个流程一共按揉10分钟，每天按揉1次。

白内障

眼病概述

白内障，中医病名称为圆翳内障，是常见的眼部疾病之一，尤其常见于老年人、糖尿病患者。白内障不同于我们俗称的"老花眼"，文学作品常常出现的"人老珠黄"也不完全等同于白内障。接下来我们就简单了解一下白内障的基本信息和养护。

相关知识

晶状体就像相机的镜头，正常情况下是透明的，当它变混浊时，就会影响光线进入眼内，进而影响视力，因此白内障典型症状是视物模糊，此外还可能伴有色觉改变、畏光、视物重影、视物遮挡等。根据发病年龄，白内障分为先天性白内障和后天获得性白内障，先天性白内障是在婴幼儿时期发生，会影响视觉的正常发育，易引发弱视，因此新生儿早期眼病筛查尤为重要。后天获得性白内障，最常见的是年龄相关性白内障，顾名思义是由于年龄的增加引起晶状体老化而产生，另外高度近视、紫外线照射、吸烟、饮酒、外伤等也是后天获得性白内障的危险因素。

多年来，人们对白内障进行大量研究，虽有药物治疗在临床使用，但是仍然不能有效阻止或逆转晶状体混浊，手术治疗仍是治疗白内障的主要手段。既往认为白内障要到成熟期（即视力下降至只能分辨出手指晃动或光线）才能行手术治疗，但是白内障发展到晚期容易引发晶状体脱位、青光眼、葡萄膜炎等严重眼病。此外，随着现在手术技术及设备的进步，白内障手术不仅仅是改善患者的视物清晰度，更重要的是还能提高患者的视觉质量。因此，一旦发现有白内障，应在医生指导下选择合适手术时机，切勿延误病情。

日常养护

1. 合理用眼

控制用眼时间：阅读、看电视、使用电子设备等用眼活动应适度，避免长时间盯着屏幕或书本；每隔一段时间要适当休息，进行眼部按摩或眺望远处，以缓解眼部疲劳。

避免强光刺激：尽量避免长时间暴露在强光下，以免加重白内障病情；在夜间开车时，保证照明充足，避免长时间在昏暗环境用眼；外出时佩戴太阳镜，减少紫外线对眼部的损伤。

2. 调整生活方式

合理饮食：增加抗氧化物的摄入，多吃富含维生素C、维生素E、花青素、叶黄素等抗氧化物质的食物，如番茄、菠菜、橙子、菜花、洋葱等，这些食物有助于减少晶状体的氧化损伤，保护眼睛健康；适当摄入富含镁、钙、钾、锌、硒等元素的食物，如瘦肉、动物肝脏、芝麻、核桃、花生、黄豆、绿豆、海带等，这些元素对维持晶状体的正常功能有重要作用。

控糖饮食：血糖水平的升高会加速白内障的形成与成熟，因此控糖饮食和积极治疗糖代谢类疾病都有助于延缓白内障的发生。

规律作息：保持充足的睡眠时间，有助于减轻眼睛的负担，缓解眼部疲劳。

佩戴防护眼镜：在进行有飞溅物或粉尘的工作时，要佩戴防护眼镜以保护眼睛。

3. 及时就医

白内障目前仅能通过手术治疗，因此，白内障患者应定期到医院进行眼部检查，以便及时了解病情的发展情况，调整治疗方案。

中医护眼

1. 中医内治

中药食疗：可以食用铁皮石斛药膳或用其泡茶，如老参炖石斛、石斛花生粥、石斛银耳羹等，能够在一定程度延缓白内障的发生与发展。具体做法可参考本书"铁皮石斛"章节。

2. 中医外治

中药熏洗、外敷均不适用于白内障的治疗，手术是根治白内障的唯一方法。白内障手术，古代称"金针拨障术"，最早见于唐代王焘辑录的《外台秘要》（公元752年）一书中，在唐代诗人白居易、杜甫的诗句中提到过此疗法。其基本原理是用金针将混浊的晶状体拨入后方的玻璃体腔内，使光线能够顺利地到达视网膜，从而达到治疗白内障的目的。这种手术方法通过物理手段直接去除晶状体混浊部分，恢复患者的视力，这代表着我国古代的先进医疗水平，随着科学技术的发展，现代的白内障手术时间短，手术切口更小，预后更快更好，金针拨障术也被现代手术方式取代，但对于了解和研究中医眼科历史的人来说，金针拨障术仍然具有重要的历史和文化价值。

青光眼

眼病概述

青光眼，中医病名为青风内障、绿风内障、黄风内障、乌风内障、黑风内障，是一种不可逆的、隐匿性的致盲性眼病，因此常被称作"视力的小偷"。老年人、过度用眼者、高度近视者、有青光眼家族史者、高血压病患者、糖尿病患者都易患此病。

相关知识

青光眼是一种常见的眼病，主要是因为眼压过高，压迫视神经导致视神经受损，视野逐渐变窄，最终可能失明。青光眼分为急性和慢性两种。急性青光眼发病时眼睛剧痛、视力急剧下降，同时伴有头痛、恶心、呕吐等症状，须立即就医；慢性青光眼则进展缓慢，早期可能无症状，但会慢慢损害视力。

正常眼压一般在10~21毫米汞柱[①]，眼压同血压一样会因为昼夜节律、情绪波动、体位改变、饮水量增加、用眼过度等原因出现波动，通常早晨最高，下午和晚上逐渐降低，但24小时内波动应不超过8毫米汞柱，青光眼患者需警惕夜间眼压升高，因为躺卧时眼压比坐姿更高，易加重病情，同时需保持稳定的情绪，避免眼部过度疲劳，定期检查眼压和有无视野缺损，早期发现和治疗是预防失明的关键。

日常养护

1. 合理用眼

减少用眼时间：青光眼患者应避免长时间使用电子产品，如手机、电脑等，以及长时间阅读或写作。

保持正确用眼姿势：用眼时保持适当的距离和角度，定期休息，以缓解眼部压力。

避免强光刺激：避免在强光下阅读，减少在暗室的停留时间，确保光线充足且柔和；外出时，可以佩戴太阳镜以保护眼睛免受紫外线伤害。

正确体位：避免面朝下体位，面朝下体位可能导致眼压上升、脉络膜血管

---

① 1毫米汞柱≈0.133千帕。

床容积增加、房水排出阻力增加，使得眼压进一步升高。这种眼压的急剧升高可能会加重对视神经的压迫和损伤。选择仰卧或侧卧等较为舒适的体位，并每隔一段时间更换姿势可以有效减少这类情况的发生。

2. 调整生活方式

均衡饮食：多摄入易消化，富含维生素C、维生素E、胡萝卜素的食物，如蔬菜、水果、粗粮和海产品等。这些食物有助于保持身体健康，对眼睛也有益处。清淡饮食，青光眼患者应保持清淡的饮食，应尽量避免或减少食用辣椒、牛葱、胡椒等刺激性食物，以降低对眼睛的不良刺激。控制饮水量，青光眼患者应适当控制饮水量，每次饮水量不要超过300毫升，一天的总饮水量不应超过2 000毫升。可采取少量多次的方法饮水，避免一次性饮水过多造成血液稀释，血浆渗透压降低，导致房水产生相对增多，从而引起眼压升高。

戒烟限酒：烟草中的尼古丁会引起视网膜血管痉挛，导致视神经缺血，影响视功能。而过量饮酒可引起眼球毛细血管扩张，眼睛充血加重，甚至导致青光眼急性发作；减少饮用浓茶和咖啡，浓茶和咖啡中的咖啡因可兴奋交感神经，导致瞳孔扩大和房水循环受阻，进而引起眼压升高。

保持心情愉悦：青光眼患者多伴有焦虑或抑郁情绪，而情绪波动可能导致瞳孔散大和眼压升高，从而加重病情。因此，青光眼患者应保持乐观、宽广的胸怀，尽量避免生气和焦虑。

规律作息：保证充足的睡眠时间，避免熬夜，有助于减轻眼部疲劳。同时应选择稍高的枕头，以改善眼部血液循环。

避免剧烈运动：青光眼患者可以选择慢跑、散步、打太极拳等有氧运动，以促进血液循环和身体健康，避免剧烈运动。

3. 及时就医

青光眼患者需要定期接受眼科检查，以便及时发现并治疗。通过全面的护理和管理，青光眼患者可以更好地控制病情，保持眼部健康。

中医护眼

1. 中医内治

中药食疗：可以食用具有补益肝肾、清肝明目功效的中药如枸杞子、灵芝等或用于泡茶，如枸杞菊花茶、枸杞黄芪饮、枸杞山药粥、灵芝当归葛根粉、灵芝补气饮、灵芝乌鸡汤、灵芝元气饮等，对由于眼压升高引起的视神经萎缩有防治作用，可有效保护视神经。具体做法可参见本书"枸杞子""灵芝"节。

2. 中医外治

穴位按摩：有研究证明，选取攒竹、鱼腰、丝竹空、瞳子髎按摩后青光眼患者的疼痛评分和眼压都呈降低趋势。根据临床经验，按摩时取坐位，两眼自然闭合，用双手大拇指按揉睛明穴，随后用双手拇指轻柔按压太阳穴，弯曲食指后轻刮患者眼眶，需遵循内上、外上、外下、内下的顺序按摩上述除睛明穴外其他穴位，按摩力度以局部有酸胀感为宜，每次按摩10分钟，每日按摩2次。

糖尿病视网膜病变

眼病概述

糖尿病视网膜病变，中医病名为消渴目病、消渴内障等，是糖尿病最常见的微血管并发症。糖尿病视网膜病变的发病率很高，有数据显示每10个糖尿病患者中就有5人会受到此病变的影响，而这5人中有2人最终会失明。血糖控制欠佳者易患此病。

相关知识

糖尿病视网膜病变是糖尿病常见的严重并发症,主要因长期高血糖导致视网膜微血管受损。早期可能无症状,随着病情进展,会出现视力下降、视物变形、眼前黑影飘动,严重时导致视网膜出血、玻璃体积血,甚至失明。糖尿病视网膜病变对视网膜的破坏大多是不可逆的,因此早发现、早治疗至关重要。糖尿病患者在确诊糖尿病后立即进行眼底检查,包括视力、眼底照相、光学相干断层扫描血流成像、荧光素眼底血管造影等,至少每年复查一次,一旦发现有糖尿病视网膜病变应至少每半年复查一次。糖尿病视网膜病变患者需重视眼部健康,定期检查,严格控制血糖、血压和血脂,避免病情恶化。

日常养护

1. 控制原发病

糖尿病的治疗:积极控制血糖水平是预防糖尿病视网膜病变的关键;糖尿病患者应遵医嘱服用降糖药物或使用胰岛素,并常规检测空腹及三餐后血糖。

控制血压和血脂:高血压和高血脂是糖尿病视网膜病变发展的重要诱因,患者应积极管理血压和血脂水平,遵循医生的用药和饮食建议。

2. 调整生活方式

合理饮食:选择低脂、低盐、低糖、高纤维、高蛋白的饮食;增加摄入富含维生素C、维生素E等抗氧化物的食物,如新鲜蔬菜、水果、坚果等,有助于保持视网膜健康。

戒烟限酒:吸烟和过量饮酒都会对眼部血管产生负面影响,加剧视网膜病变。患者应努力戒烟,并限制饮酒。

适当运动:适当的运动可以加速糖类在人体内的代谢,减轻胰腺的压力,以保持血糖在正常范围内。糖尿病视网膜病变患者预防保健中很重要的一环是适当运动,如动作较舒缓的太极拳、八段锦、五禽戏等可起到调和气血、疏经通络的作用。

3. 及时就医

糖尿病患者应每半年或一年定期进行眼部检查，以便及时发现并处理糖尿病视网膜病变。已经确诊糖尿病视网膜病变的患者则需要更加频繁地随访和检测。

中医护眼

1. 中医内治

中药食疗：可以食用具有滋阴明目、养肝益气等功效的中药如黄芪、葛根等或用于泡茶，如黄芪当归煮鸡蛋、黄芪茶、黄芪当归炖鸡汤、葛根茶、葛根粥、葛根粉清热饮、粉葛鲮鱼汤等，有助于降血糖、改善眼底血液循环，从而抑制糖尿病视网膜病变的发生发展。具体方法可参见本书"葛根""黄芪"节。

2. 中医外治

穴位按摩：有研究证实选取睛明、鱼腰、攒竹、丝竹空、太阳、四白穴进行按摩对于缓解糖尿病视网膜病变引起的视力下降有一定效果。患者取仰卧位，闭目，依上述穴位顺序，用大拇指指腹顺时针揉按10分钟，速度协调，用力均匀，按压以有酸胀感为宜。

视神经萎缩

眼病概述

视神经萎缩，中医病名为青盲，是指眼外观无异常，但视力下降甚至失明的复杂眼病。视神经萎缩是由多种原因引起的眼科疾病，是许多临床疾病发展到后期的病变表现，其病因复杂、治疗困难，严重影响着患者的生活质量。

相关知识

视神经萎缩是多种疾病进展到终末阶段的表现，常见导致视神经萎缩的原因包括青光眼、视神经炎、高度近视、视网膜色素变性、颅内肿瘤压迫、颅内高压等。症状主要有视力减退、眼睛能看到的空间范围变窄或缺失、颜色的辨别能力下降或丧失等。视神经萎缩可能导致不可逆的视力丧失，早期发现和干预非常重要，建议定期进行眼科检查，尤其是有高危因素的人群。

日常养护

1. 合理用眼

减少用眼时间：避免长时间连续使用电脑、手机等电子设备；用眼一段时间后，应适当休息并远眺以缓解眼部疲劳；避免熬夜，使眼睛与大脑得到充分休息。

适当的眼部运动：定期进行眼部运动，如上下左右看、顺时针和逆时针转动眼球，有助于增强眼部肌肉活力，促进眼部血液循环；可以在专业医生指导下进行眼部保健操。

避免强光刺激：在强光环境下，建议患者戴墨镜以保护眼睛免受刺激。

2. 注意卫生

保持眼部卫生：患者需保持眼部清洁，避免用手揉眼以减少感染风险；定期清洁眼睑和眼周皮肤，维护眼部健康。

3. 调整生活方式

均衡饮食：确保身体获取充足营养，包括碳水化合物、蛋白质、脂肪、维生素和矿物质等。增加微量元素的摄入，增加摄入富含维生素B_{12}、维生素C、叶黄素和锌等营养素的食物，如动物肝脏、鱼类含维生素B_{12}，可帮助神经纤维的修复；橙子、柠檬等富含维生素C，能抗氧化、减轻炎症；瘦肉、贝类含锌，对视神经功能有益；清淡饮食：避免摄入辛辣刺激性食物，以免加重病情。

4. 心理疏导

心理护理：视神经萎缩导致视力下降，影响日常生活和工作，因此应关注患者的心理状态。患者的家人和朋友应提供必要的关心和支持，协助患者保持积极乐观的心态。如有需要，可以寻求心理咨询师的帮助。

保持耐心：视神经萎缩的治疗与养护是一个长期的过程，心理压力过大在一定程度上会减小疗效，患者应保持耐心、避免焦躁；放松训练，可以通过深呼吸、冥想等措施来放松身心，缓解焦虑和紧张情绪。

5. 及时就医

原发病的治疗：导致视神经萎缩的病因很多，如青光眼、视神经炎、中毒、眼外伤、脑血管病等，患者应了解并避免诱发因素，积极治疗原发病，以降低病情加重的风险。遵医嘱治疗，患者应遵循医生的建议，定期服用药物并严格遵循治疗方案。如遇任何不适，应立即就医。

定期眼科检查：患者应定期前往眼科进行专业检查，以便及时发现并妥善处理任何潜在问题；通过眼底检查、视力检查等，可以明确视神经萎缩的严重程度及病情变化。

中医护眼

1. 中医内治

中药食疗：可以选用具有滋阴明目、益气生津功效的中药如黄芪、葛根等，具有补益肝肾、清肝明目功效的中药如枸杞子、灵芝等，可与日常饮食相结合以泡茶、煮粥、炖汤等，如黄芪当归煮鸡蛋、黄芪茶、黄芪当归炖鸡汤、葛根茶、葛根粥、葛根粉清热饮、粉葛鲮鱼汤、枸杞菊花茶、枸杞黄芪饮、枸杞山药粥、灵芝当归葛根粉、灵芝补气饮、灵芝乌鸡汤、灵芝元气饮等，达到食疗的效果。具体做法可参见本书"黄芪""葛根""枸杞子""灵芝"节。

2. 中医外治

穴位按摩：有研究发现，选取睛明等穴位对视神经萎缩患者进行按摩，有一定疗效。结合现代研究与临床经验，推荐选取睛明、风池进行穴位按揉。按摩时取坐位，两眼自然闭合，用双手大拇指指腹分别按揉以上穴位，按摩力度以局部有酸胀感为宜，每次按摩10分钟，每日按摩2次。

近视

眼病概述

近视，中医病名为能近怯远、近觑，为眼科常见的疾病之一，青少年儿童是近视的高发群体。长时间近距离用眼，缺乏户外运动以及不良用眼习惯等是诱发近视的常见原因，遗传因素在近视的发生中也占重要的地位，父母双方均患近视，那么他们的小孩患近视的概率会增大。

相关知识

近视是眼睛屈光状态异常，导致远处物体成像在视网膜前方，看远模糊、看近清晰。症状包括视力下降、视物疲劳、眯眼、斜视等。近视的分类除常见的根据近视度数不同分类外，还可以根据屈光成分进行分类，分为屈光性近视和轴性近视。屈光性近视眼轴长度正常或基本在正常范围之内，但是角膜或晶状体曲率过大，而轴性近视则是眼轴长度超出正常范围，角膜和晶状体曲率在正常范围。新生儿时眼轴长度约在16.5毫米，至3岁时约增长5毫米，而后眼轴增长速度逐渐减慢，在13岁左右开始趋向平稳。若眼轴增长过快，轴性近视发生的风险大为增加，轴性近视是目前青少年儿童近视的主要类型。

青少年儿童近视防控中，关注眼轴的同时需要重视远视储备。远视储备可以形象比喻成孩子眼睛的"视力银行"。一般情况下，新生儿的眼球为远视状态，屈光度数为+2.50~3.00D。随着生长发育，青少年儿童眼球的远视度数逐渐降低，一般到15岁左右发育为正视眼（屈光度数为–0.50~+0.50D），这个过程称为正视化。如果过早、过多近距离用眼，在6岁前即已用完远视储备，其在小学阶段极易发展为近视。

因此，青少年儿童近视防控中应多户外活动，控制用眼时间，保持正确姿势，减少电子屏幕使用时间，定期检查视力、远视储备、眼轴，早发现早干预。

日常养护

1. 合理用眼

减少用眼时间：减少长时间用眼的时间，连续用眼40分钟后应适当休息10~15分钟，可向远处眺望或闭目养神，避免长时间近距离用眼及过度用眼，如长时间看电脑、手机等电子设备。

保持正确用眼姿势：在阅读或书写时，应做到"一拳一尺[①]一寸[②]"，胸前距离书桌一拳远，眼睛距离书本一尺远，指握时手指离笔尖一寸远。

避免强光刺激：在光线柔和的环境下用眼，避免光线过强或过暗对眼睛造成刺激，可选用专用的吸顶灯、台灯等。

2. 调整生活方式

均衡饮食：多摄入富含维生素A的食物，如胡萝卜、菠菜、南瓜、彩椒、动物肝脏、鸡蛋黄、牛奶等，有助于保护视网膜；多摄入富含蛋白质的食物，如鸡肉、牛肉、猪肉、豆浆、豆腐、鱼类、蟹类等，蛋白质是眼睛组织的重要组成部分；富含叶黄素的食物，如菠菜、韭菜、南瓜、柑橘、芒果、葡萄、玉米等，能够营养视网膜，缓解视疲劳；多摄入富含营养元素的食物，如黄豆、

---

① 一尺约为33厘米。
② 一寸约为3厘米。

燕麦、杏仁、紫菜、海带、羊肉、黄鱼、牡蛎等含锌较多的食物，以及酵母、牛肉、谷类、动物肝脏与干酪等含铬较多的食物，对眼睛也有益处；减少高糖食物的摄入，如糖果、饼干、巧克力、蛋糕、奶茶、碳酸饮料等，糖代谢的异常会导致人体维生素B_1吸收不足，同时消耗人体内的钙盐，加重或导致近视的发生，影响视神经的正常发育。

规律作息：每天保证8~10小时的充足睡眠，保证规律的作息，晚上不可以熬夜，使眼睛得到充分的休息。

增加户外活动：每天应保证至少2小时的户外活动时间，让眼睛接触自然光线，能促进眼球的发育、缓解视疲劳，对延缓近视的发生有重要的作用；可以进行适量、适度的体育运动，如打乒乓球、游泳、慢走、长跑、徒步等。

3. 及时就医

定期检查：建议青少年儿童每3~6个月定期进行眼科检查，以视力、眼压、验光、眼轴等为主要检查指标。

及时治疗：在医生的指导下，可以选择合适的屈光矫正方法，如离焦眼镜、角膜塑形镜等控制近视的发展；同时在医生的指导下也可以使用一些药物来缓解眼睛疲劳和干涩等问题。

中医护眼

1. 中医外治

穴位按摩：有研究证明，选取攒竹、瞳子髎、太阳、四白、睛明穴位对假性近视青少年进行穴位按摩，经1个月治疗后，总有效率治疗组为86.8%，有效改善和提高视力。根据现代研究和临床经验，推荐选取穴位睛明、攒竹、风池、四白、太阳、丝竹空、鱼腰、光明、合谷进行穴位按摩。右手拇指与食指指腹同时点按两侧睛明穴，以局部感觉酸胀为适宜；两手拇指指腹顺时针按揉攒竹穴；使用双手中指按摩四白穴，食指可置于中指上，同时用力按太阳、鱼腰、丝竹空穴，按揉方法与四白穴一致；合谷穴，用对侧手拇指指腹顺时针按揉。上述穴位除睛明穴外，均以8圈顺时针为1次，每个穴位都要双手同时按揉

8次，而合谷穴是先用左手拇指指腹按上述方法顺时针按揉右手合谷穴8次后，然后换右手拇指指腹同样按揉左侧合谷穴。整个按摩流程可2天1次。

穴位刮痧：有研究证明，选取穴位攒竹、睛明、丝竹空、风池、光明、太阳对假性近视的青少年进行穴位刮痧，总有效率为93.3%。根据现代研究及临床经验，推荐选取攒竹、睛明、四白、太阳进行穴位刮痧。手持眼部刮痧棒刮拭双侧攒竹、睛明、四白、太阳，感觉刮具涩滞时，须及时蘸湿再刮，用力柔和，以酸胀为度。每周2次，每次5～10分钟。

主要参考文献

[1] 国家药典委员会.中华人民共和国药典（2020年版）[M].北京：中国医药科技出版社,2020.

[2] 张仁俊,毕宏生,张铭连,等.实用眼科药物学[M].北京：人民军医出版社,2015.

[3] 段俊国,秦裕辉.中医眼科学[M].北京：人民卫生出版社,2021.

[4] 张晟星.经穴释义汇解[M].上海：上海翻译出版公司,1984.

[5] 刘璐萍,郑燕林.花类药食同源中药在眼科疾病中药理作用的研究进展[J].中国中医眼科杂志,2023,33(8)：789-793.

[6] 朱文卿,任汉书,郑媛媛,等.金银花的功能性成分及其生物活性研究进展[J].食品工业科技,2021,42(13)：412-426.

[7] 蒋喜巧,苗明三.蒲公英现代研究特点及分析[J].中医学报,2015,30(7)：1024-1026.

[8] 李银娥.鱼腥草治疗眼科疾病临床应用概述[J].山西中医,2011,27(7)：51-52.

[9] 孙文豪,杨扬,陈恒,等.薄荷有效成分药理作用研究进展[J].江苏中医药,2023,55(5)：78-82.

[10] 郑彩云,戴亨纷,陈莉娜.葛根的药食功效和现代应用探析[J].中国现代中药,2024,26(10)：1815-1822.

[11] 刘保松,余二伟,孙莹莹,等.覆盆子化学成分、药理作用研究进展及其质量标志物预测分析[J/OL].中国中药杂志,1-14[2025-02-24].https://doi.org/10.19540/j.cnki.cjcmm.20241202.201.

[12] 莫日根,荷叶,苏都那布其,等.中(蒙)药材决明子的研究概况[J].中国民族医药杂志,2023,29(3)：62-68.

[13] 张椀儇,刘海龙,王瑞琼,等.黄芪化学成分和药理作用及Q-marker预测分析[J].中国新药杂志,2023,32(4)：410-419.

[14] 林志彬.灵芝的临床应用研究进展(摘要)[J].食药用菌,2015,23(5):280-281.

[15] 刘波,黄波,郭冕,等.石斛方剂及其活性成分在眼科疾病治疗中的应用[J].生物资源,2024,46(5):504-509.

[16] 陆静.眼科的针灸治疗[J].国外医学(中医中药分册),1994(3):53-54.

[17] Gong L, Sun X. Treatment of intractable dry eyes: tear secretion increase and morphological changes of the lacrimal gland of rabbit after acupuncture[J]. Acupuncture & Electro-Therapeutics Research, 2007, 32(3-4): 223-233.

[18] 朱爱斌,毛贤科,马远娟,等.中频刺激瞳子髎穴位对泪液的临床观察[J].中医临床研究,2021,13(19):35-37.

[19] 王子圆.四白穴透刺法治疗周围性面瘫眼睑闭合不全的临床疗效观察[D].成都:成都中医药大学,2023.

[20] 李朝峰.针刺对儿童近视眼调节功能治疗效果的观察[D].济南:山东中医药大学,2016.

[21] 刘杰,龚丹,张伯儒.针刺鱼腰、上睛明穴为主治疗动眼神经麻痹35例[J].中国针灸,2015,35(2):184.

[22] 井傲,杨彩云,孟祥然,等.近20年风池穴治疗眼病研究进展[J].针灸临床杂志,2019,35(9):88-92.

[23] 龙迭戈.针刺心经原穴对比非经非穴对正常人视网膜血管血氧饱和度的影响[D].成都:成都中医药大学,2020.

[24] 蒲思源,李强,董雨璐,等.浅析经外奇穴大骨空和小骨空在中医眼科中的应用[J].中国中医眼科杂志,2024,34(5):463-466.

[25] 孔伟,严寒,余桂国,等.穴位按摩联合针刺治疗急性闭角型青光眼临床研究[J].山东中医杂志,2020,39(6):570-574.

[26] 黄涛,吴墨政.关于光明穴治疗眼疾的古代记载和现代研究[J].中华医史杂志,2016,46(3):161-164.

[27] 尹桂芳.热敷联合眼周穴位按摩对早期糖尿病视网膜病变护理效果观察[D].南京:南京中医药大学,2017.

[28] 闫晓玲,韦企平,李丽,等.针刺眼周三穴联合风池穴治疗视神经萎缩的临床疗效分析[J].北京中医药大学学报,2014,37(6):420-423.